うつ者《しゃ》の般若心経

――自分で治る〝うつ〟――

うつ者の般若心経　目次

摩《ま》訶《か》般《はん》若《にゃ》波《は》羅《ら》蜜《み》多《た》心《しん》経《ぎょう》

観《かん》自《じ》在《ざい》菩《ぼ》薩《さつ》行《ぎょう》深《じん》般《はん》若《にゃ》波《は》羅《ら》蜜《み》多《た》時《じ》照《しょう》見《けん》五《ご》
蘊《うん》皆《かい》空《くう》度《ど》一《いっ》切《さい》苦《く》厄《やく》舎《しゃ》利《り》子《し》色《しき》不《ふ》異《い》空《くう》空《くう》不《ふ》
異《い》色《しき》色《しき》即《そく》是《ぜ》空《くう》空《くう》即《そく》是《ぜ》色《しき》受《じゅ》想《そう》行《ぎょう》識《しき》亦《やく》復《ぶ》如《にょ》
是《ぜ》舎《しゃ》利《り》子《し》是《ぜ》諸《しょ》法《ほう》空《くう》相《そう》不《ふ》生《しょう》不《ふ》滅《めつ》不《ふ》垢《く》不《ふ》浄《じょう》
不《ふ》増《ぞう》不《ふ》減《げん》是《ぜ》故《こ》空《くう》中《ちゅう》無《む》色《しき》無《む》受《じゅ》想《そう》行《ぎょう》識《しき》無《む》眼《げん》
耳《に》鼻《び》舌《ぜっ》身《しん》意《に》無《む》色《しき》声《しょう》香《こう》味《み》触《そく》法《ほう》無《む》眼《げん》界《かい》乃《ない》至《し》
無《む》意《い》識《しき》界《かい》無《む》無《む》明《みょう》亦《やく》無《む》無《む》明《みょう》尽《じん》乃《ない》至《し》無《む》老《ろう》死《し》
亦《やく》無《む》老《ろう》死《し》尽《じん》無《む》苦《く》集《しゅう》滅《めつ》道《どう》無《む》智《ち》亦《やく》無《む》得《とく》以《い》無《む》

所《しょ》得《とく》故《こ》菩《ぼ》提《だい》薩《さっ》埵《た》依《え》般《はん》若《にゃ》波《は》羅《ら》蜜《み》多《た》故《こ》心《しん》無《む》
罣《けい》礙《げ》無《む》罣《けい》礙《げ》故《こ》無《む》有《う》恐《く》怖《ふ》遠《おん》離《り》一《いっ》切《さい》顛《てん》倒《どう》夢《む》
想《そう》究《く》竟《きょう》涅《ね》槃《はん》三《さん》世《ぜ》諸《しょ》仏《ぶつ》依《え》般《はん》若《にゃ》波《は》羅《ら》蜜《み》多《た》故《こ》
得《とく》阿《あ》耨《のく》多《た》羅《ら》三《さん》藐《みゃく》三《さん》菩《ぼ》提《だい》故《こ》知《ち》般《はん》若《にゃ》波《は》羅《ら》蜜《み》
多《た》是《ぜ》大《だい》神《じん》呪《しゅ》是《ぜ》大《だい》明《みょう》呪《しゅ》是《ぜ》無《む》上《じょう》呪《しゅ》是《ぜ》無《む》等《とう》等《どう》
呪《しゅ》能《のう》除《じょ》一《いっ》切《さい》苦《く》真《しん》実《じつ》不《ふ》虚《こ》故《こ》説《せつ》般《はん》若《にゃ》波《は》羅《ら》蜜《み》
多《た》呪《しゅ》即《そく》説《せつ》呪《しゅ》日《わつ》
羯《ぎゃ》諦《てい》羯《ぎゃ》諦《てい》波《は》羅《ら》羯《ぎゃ》諦《てい》波《は》羅《ら》僧《そう》羯《ぎゃ》諦《てい》菩《ぼ》提《じ》薩《そ》婆《わ》訶《か》
般《はん》若《にゃ》心《しん》経《ぎょう》

序章　はじめに

「般若心経は〝うつ病〟に有効な場合がある。心経の理知的な部分と、非理知的な部分とが相まって〝うつ〟に作用し、その治癒に役立つ場合がある。」このことをお伝えすべく、筆を執ってみました。

何故そのようなことが言えるのでしょうか？

筆者の場合、56歳の時に重度のうつ病の発症を体験しました。約半年間は入院を含む療養生活を送り、その後通院を続けながらも、なんとか日常の生活を送れるまでには回復したのですが、それ以降は調子に波があり、病状的には一進一退の状態が続いていました。時日が経過する中で、診察と服薬は一応継続していたものの、心の中では薬物主体の診療に対し、ある種の見切りをつけるようになっていました。「このまま同じことを続けていても、これ以上良くなることはあるまい。」そんな思いもあって、次第に完治への期待がもうごくごく小さいものとなっていきました。

そのような状態で更に半年から1年ほどが経過したある日（はっきりとは覚えていないのですが）、たまたま自分の書棚にあった般若心経の解説本が目に留まりました。それを取り出してみて、なんの気なしに眺めていたのですが、経文の漢字がかつてなかった程に目に沁みるように感じてしまいました。また言葉の調子の力強さにすっかり惹き付けられてもしまいました。

その日以降、その難しそうな経文内容を自分なりに解明してみたい、との思いが次第に募るようになり、また般若心経を可能な限り自分の生活の中に取り込んでみてはどうだろうか、との思いに至りました。途絶えがちとなっていた服薬をハッキリと中断し、出来そうなところからその試みを開始してみると、3か月足らずで手応えを感じるようになりました。そして始めてから1年ほど経った頃には、自分の中の〝うつ〟が殆ど消失していることに気が付きました。その時点で、自分なりに完治を確信できるまでの状態になっていたのです。

自分の個人的体験を過度に、かつ不用意に一般化することは避けなければなりませんし、又うつ病がその症状の多様さや病因の複雑さ、また症状経過の段階やレベルなどによって一筋縄ではいかないこと等々筆者なりに理解している積りなので、すべてのうつ病に有効、などと申し上げる積りはもちろんありません。しかし現状の薬物主体の治療法に限界があることが明らかになりつつある（と思っているのですが）中で、心理療法その他の治療法の活用・併用が叫ばれながらも、それが遅々として進んでいない現実を踏まえれば、その限られた選択肢のなかへ、うつ病の罹患者自身に意志と努力があれば容易に手掛けられる治癒へ向けた試みを、今回このような形で提示することは決して意義の無いことではない、と思っています。

とはいえ、あらかじめお断りをしておきたいのですが、本書は、いわゆる信心の勧めを意図するものでは全くありません。仏教の経典をベースに据え、病気の治癒をテーマとしてはいますが、般若心経をハナから信仰の対象とし、有難いご利益によって平癒を願う、というような意図とは対極にある立場からアプローチしています。

たとえ〝うつ病〟を抱える中で、自信を無くし、自分で自分を信頼することができ難い、そんな状況にあったとしても、可能な限り自分の理知には敬意を払い、出来るだけ白紙の気持ちで般若心経に接してみる、というような姿勢をお勧めします。何故なら、般若心経には理知から入っていっても、人々が期待するそれぞれの何かについて、充分に応えてくれる豊かさがあると思っているからです。（とは言っても、理知からはみ出てしまう部分もまた、確かにあるように思ってもいますが・・・。） 更には理知によってその豊かさに触れるからこそ、うつ病の治癒に留まらず、その後の人生の蘇生についても、より良い結果をもたらすことが出来る、と思っているからです。

さてここで、「何故に般若心経がうつ病に有効なのか？」について、具体的なエピソードを示し、それを通じて答えて行きたいと思います。

日本人の若い夫婦に赤ちゃんが生まれると、周りのみんなから色々な祝福を受けることになるのですが、その中に「お母さん、この子にはどんな大人になって欲しいと思いますか？」なんて訊く人がよくいます。これに対し、喜びいっぱいのお母さん、「健康で、人の迷惑にならない人間に育ってさえくれれば、もうそれ以上はなにも・・・」などと答えたりするのを、これまたよく聞いたりします。まわりの人たちは、このつつましいお母さんの願いに、ほのぼのとしたものを感じたりしてしまいます。その後、この子が幼稚園に通うようになると、お母さんは「○○ちゃん！　ひとに迷惑をかけるんじゃありませんヨ！」などと優しくかつこまめに声をかけ、その甲斐もあってか、○○ちゃんはしつけの良く行き届いた、良い子に育っていくという展開が予想されます。

これに対し、インドのお母さん。物心がつき始めたわが子に対し、「△△！　おまえは人に、そうしてまわりに迷惑をかけて生きているのですヨ！」と教え諭すのだそうです。数年前、このことを本で読んだ時に、（インドの普通のお母さんが、どの程度実際にまた一般的にこのように諭しているのかどうか、は不明ですが・・・）筆者は、大変な衝撃を受けたものです。

インドでは、「・・は・・・である」というように、現実の実際の有様を教えるところから子供の教育を始めている。これに対し日本では、いきなり「・・・してはいけません」「・・・すべきですよ」という、いわば倫理から子供の教育が始まっている。それぞれのお母さんの教え方の是非を問うというのではなく、日本とインド、その間の文化の大きな差とでもいうべきものに、とても驚いてしまったのです。

この驚きを踏まえ、一つの問いかけをしてみたいと思います。

「その後、○○ちゃんも△△君もお母さんの愛情をたっぷり受けて順調に育ち、成人となって社会に出たとします。さて社会の荒波にもまれる中、○○ちゃんと△△君、比較してどちらがうつ病になりやすいと思いますか？」

質問の条件付けが少な過ぎて、「そんなの答えようがない」と思われる方もおられるかも知れません。でもなんとなく○○ちゃんの方が〝うつ〟になりやすいと思いませんか？

もちろん、必ずなる、というわけでもないのでしょうが、私もつい、○○ちゃんの方がちょっと危ないかなと思ってしまいます。

例えば、その後、さる会社に就職し、二人とも中堅どころの立派な社員に育ち、バリバリと仕事をやっている中で重大なミスを犯したとします。既にそれなりの責任を持たされている中でのミスですから、当然に取引先には大きな迷惑をかけることになります。そして勤務先の会社に対しても、大きな金銭的損失はもとより、社会的な信用失墜という大変な迷惑を

かけてしまったとします。それぞれの受け止め方を想像するに
・○○君は「大変なことをしてしまった。まわりに迷惑だけはかけずに、と思って仕事をしてきたのに、ついに取り返しのつかないことをしてしまった。母の期待にも応えられず、とても情けない。この先一体どうしたら良いのだろうか・・・。」
・一方、△△君は「大変なことをしてしまった。出来るだけまわりに迷惑をかけずにと思って仕事をしてきたけれど、ついにやってしまった。母の言っていた通り、やはりまわりに迷惑をかけないわけにはいかなかった。でもこれは仕方がない。一生懸命仕事に取り組んだうえでの結果なんだから・・・。」
という違いになって現れてくる可能性が強い、と思ってしまいます。どちらがよりストレスフル、別の言い方で〝うつ〟を抱えやすいかは明らかですね。

インドのお母さんの言葉を少し言い換えてみると「ひとは、周りに迷惑をかけずには生きていくことはできない」ということになります。これは、多少とも自覚的に生きている人であれば、誰でもがそれが現実の有様だと受け入れることのできる、そのような内容かと思います。しかしながら日本では、ひとは薄々その冷厳たる現実を知っていながらも、インドのお母さんのように、これを子供に対し明白に言い切って諭すということをあまりしません。このまずは現実を直視してみる、という大切な前段・前提を省略し、はなから無限定で「ヒ

トに迷惑をかけてはいけませんよ」との躾から始まっているのです。そこには、良い子であればあるほど、「努力すれば、周りに迷惑をかけずに生きていけるのだ！」と思い込んでしまう、つまり錯覚を犯してしまう、そんな危険が潜んでいるのではないでしょうか。

まあ普通は、否応なしに迷惑をかけたりかけられたりという、その後の生活体験の中で、自ら現実の有様を徐々に掴みつつ、これを矯正していくことができるのかもしれません。しかし、場合によっては、たまたま温室的に恵まれた環境で育ち、社会との接触が比較的に希薄なまま大きくなっていったりすると、「わたしは他人に迷惑をかけたこともなければ、かけられたことも無い。これは親から教えられたことでもあり、正しい生き方だと思っているので今後もこれで行こう！」と思い定めてしまう大人にならないとも限りません。当人は思っていることが全くの誤解、謬見であることに気付きません。

長い人生、他人に、周りに大きな迷惑をかけてしまうということは必ず発生します。否応無しにそれを自覚せざるを得ないような事態に立ち至ったときに、この誤解を誤解と思っていない人たちには、自身がとても恥ずかしいことをしたと思う感情が沸々と湧いてくることでしょう。と同時に、激しい怒りが生じてきて、それを自分に向けてしまうという展開にもなりがちなものです。というのも、他人に迷惑などかけるはずのない自分が大きなドジを踏んでしまったのです。あるべき自分と現実の自分との間に大きなギャップが生じていることに、「有り得ないことになってしまった。そんなことを引き起こした自分がどうしても許せない！」となってしまいがちです。このようにして自分を責める「自責の念」は極めて執拗で、活き活き生きていくというベクトルとは逆向きの、いわば負のエネルギーとなって押し寄せてくるという状況になってしまうのです。

大人になった○○君の例を更に続けるならば、大ポカを仕出かし、それでなくとも大きく落ち込んでいる○○君、既にしてかなりな憂うつな状態にあるとき、そのような時に、もしもこの「自責の念」が一度ならず、日を経るに応じて繰り返し繰り返し湧きあがってくるようになるならば、あの〝うつ病〟がヒタヒタと忍び寄る、そのような深刻な事態になりつつあると言って良いのかも知れません。

ここに述べた事例は、人の持つ誤解・謬見が原因となってうつ病に陥ってしまう、そんな不幸の一例にすぎません。

さて、ここで冒頭で提示した、「〝うつ病〟の治癒に役立つ場合がある」に戻り、その主旨を述べてみましょう。それは極めてシンプルなものです。

「般若心経には、謂わば〝うつ〟の素とも言うべき、このような様々な誤解・謬見を打ち破っていく強力なパワーが秘められているから」ということになるかと思います。

第1章　うつ病を考える

第一節　うつ病とうつ者　―うつ病の二つのステージ―

うつ病とは

いま巷間、うつ病について色々なことが言われたり、報道されたりしています。そのためうつ病をテーマにして議論を進めるについても、様々な当惑や混乱が生じがちです。そこで、ある程度その議論の前提となるものの輪郭を明確にしておく必要があります。

〝うつ〟を主症状とする病気の種類・名称ひとつをとってみても、例えば気分障害・神経症性障害・適応障害・パーソナリティー障害などなど、大きな区分も含めてどれがどれで、どのような違いがあるのか、よく判らない場合が多いと思っています。従って、これを予め整理しておく必要があります。そのためには最低限、これからよく使う言葉についてあらかじめ必要な定義づけや説明をしておきます。

まず、本書において〝うつ病〟と表現しているのは　表－1にある諸症状を有するものを主としてさしています。これがうつ病の原型・基本型であると思われること、および筆者自身の体験したうつ病もほぼこれに該当していたと理解しているので、このような取扱いとします。

［表―1］

①抑うつ気分　②興味・喜びの減退　③食欲低下（若しくは増加）
④不眠（若しくは過眠）　⑤焦燥感・思考動作の鈍さ　⑥疲れ易い・気力の減退
⑦罪責感　⑧集中力の減退　⑨希死念慮（自殺願望）

※米国精神医学会の診断基準ＤＳＭ‐Ⅳによれば、右記に列挙されている症状のうち、５項目（①・②のどちらか一つは必須）以上が２週間以上継続しているとうつ病と診断できるとされています。

うつ病患者と人格

次に、〝うつ病患者〟について。いま新型うつ病とか現代型うつ病とか呼ばれるうつ病に罹患している患者が増えていると言われています。従来からあるうつ病患者とは少し異なる行動パターンをとる患者に対し、この呼称が使われているようです。特徴的な行動としてよく言われるのが、職場や仕事に対してはうつ症状が出てしまってうまく適応できない。そこで休業となるのですが、どういうわけかアフターファイブの飲み会などには参加してきて、その際だけはうつ症状とは無縁、結構はしゃぎまわってしまう、というタイプの行動です。主治医より診断書が出ている以上（さすがに〝新型うつ病〟という病名の表示は無いようですが・・・）病気ということになるのでしょうが、本書が取り上げるうつ病患者とは異なります。別に好んで区別をするということではありません。「般若心経を通じてうつ病を解明し、それを〝治る〟につなげたい」という本書の意図からすると、どうしても対象から外れてしまう、と言わざるを得ないからです。

それでは本書で対象とするうつ病患者とはどのような患者なのでしょうか？　一口で言えば、「〝人格〟がそれなりに一度出来上がったんだけれども、あるきっかけからうつ病になってしまったうつ病患者」ということになります。人格が出来上がったひと、なんてずいぶんといい加減な感じがしないでもありません。（仁徳に優れた人格者のことではありませんので、念のため。）　本書でのその意味合いは、与えられたある役割を果たすことに責任を感じ、自主的にその役割を果たせるひと、そしてまわりもそれを認めているひと、という程度の意味合いです。もう少し具体的に言えば、例えば会社に就職し、そこで仕事・職務を与えられ、その仕事をする中で結果を出し、それを続けることができるひと、ということができるかと思います。ですから大半の社会人は、ここにいう人格の出来上がった人と言うことになるのですが、その人格には出来上がり方に差があるし、また出来上がるほどに責任感と自主性も増していく、そんな傾向があるかと思います。会社にとっても又家庭や社会にとっても、そのような人はとても大切で有用な資質を持った人と言うことができます。あの「はじめに」で紹介した○○君は、ここに言う〝一度人格が出来上がった人〟の範疇には当然入ることになりましょう。

ここで、特に人格を俎上に載せ、言及をすることについては理由があります。それは人がうつ病に罹患し、それも症状が厳しいものであった場合、「（あの）自分は壊れてしまった」と思ったり、若しくは「もはやかつての私ではない、私（の人格）は崩壊してしまった」などと痛切に思い悩んだりするものです。そしてこのことは、あの社会的に有用で責任感が強いひと、それを自他ともに認めていたような人であればあるほど当てはまります。セルフイメージとは異なる甚だしい人格上の落差に苦しめられることになるからです。よく「真面目な人はうつ病になり易い」などということが言われますが、ここで述べていることとは、少しニュアンスが異なります。真面目な人などと言うと、その人の持つ融通の利かない硬直的な考え方や感じ方が状況の変化などに適応できず、ストレスを溜め、限界点でうつ病を発症してしまう、といったようなことをイメージしてしまいがちですが、ここに言う人格がしっかりと出来上がったひと、というのはそのようなイメージの真面目な人を含むのかも知れませんが、もう少し広い概念です。

うつ者とは

〝うつ者〟という言い方は一般には使われていない、本書に特有の表現です。うつ病患者から病患の文字が除かれている通り、「もはや病気ではなくなったとされているのですが、その実、うつを抱え続けている人」を意味します。うつ病の最悪期は脱したものの、そして外面的には、家庭での日常生活が支障なく送れる程度には回復しているものの、内実はその後もうつ病的症状が一進一退、その意味で「うつ」を抱え続けている、そのような状況にある人をここでは「うつ者」と呼ぶことにしています。

例えば、うつ病に罹患し、長期休業後職場復帰を果たしたけれども、以前のような能力発揮がなかなかできない状態が続いている、というようなケースが該当します。復帰直後は職場でも気を使い、無理はさせられないとそれなりの配慮をするのですが、他の職員との兼ね合いもあり、その状態をそう長くは続けられません。本人としてもとてももどかしく、不本意なのですが、打開の道がなかなか見つからない。これは厳しい状況です。大きな壁を乗り越えてやっと一息ついていたら、またしても大きな壁が現れ、その思いがけなさに呆然と立ちすくんでいるひと、それがここにいう「うつ者」です。

「薬で治る」について

ある時、あるベテランの精神科臨床医の話を聴く機会があったのですが、そこで印象的だったのは「うつ病というのは再発をし易い病気です。一度再発してから回復しても、その後に再び再発することがあり、その再発の確率は更に高くなります。再発が繰り返されれば、当然慢性化することになります」というお話でした。元うつ者であった筆者にとっては、極めて納得のいくお話でした。

以前、「うつ病はこころの風邪」とか「うつ病は薬によって、必ず治ります」とか言われていました。筆者も主治医から実際にそのように言われたものです。近頃はどうなっているのでしょうか。いろいろな意図、思惑があっての言いようなのかも知れませんが、一般の人々や患者に対し、安易な誤解を招きやすいという意味で、この言い方は弊害も大きいように感じます。

現実はあのベテランの臨床医が語っていた通り、うつ病は執拗で手強い相手である、というのが筆者が自身の体験を通じて得た率直な感想です。その体験からすれば「薬で治る」は、かなり割り引いて聴いておく必要があります。べつに薬が無効だとか不要だとか申し上げているわけではありません。うつ病の罹患から治癒に至る長いプロセスの中で、薬が効果を発揮する場面、ステージはそれなりにある、と思っています。うつ病の最悪期、気力はもとより、周囲への関心などが全く無くなり、ひたすら憂うつ、何もすることが出来ず、ただ寝床で横になっているだけの生活。心の中はワンパターンの苦しい苦しい思いがただグルグルと、ふつふつと湧いてくるだけ。こんな最悪期には、身体を休め抗うつ剤等の薬を服用して様子をみる、それしかないのかも知れません。筆者の体験を振り返ってみても、あの時には他に術が無かったし、自分から何かを試みるなどということはとても出来る状況ではなかった、と了解もしています。例えて言えば「電圧降下」の状態で、ひたすら電圧が上がって来るのを待つしかない、そんな状況だったように記憶しています。その待つという言わば時間稼ぎのために、休養と服薬は必要でもあったし、また有効だったのではないかと思っています。

筆者の場合、薬剤については抗うつ薬・抗不安薬・睡眠導入剤の三種類が処方されたのですが、服用を続けてみて、抗うつ薬の効果はあまり自覚できませんでした。しかし、抗不安薬と睡眠導入剤についてはその効果は明白だったと感じています。従って医療機関でよく言われている、「うつ病にはまずは十分な休養と投薬」の説明にはそれなりに納得しています。

寛解とうつ者

うつ病の診療現場では、寛解という一般的にはあまり聞き馴れない言葉がよく使われているようです。症状的には最悪の状態は脱し、家庭内での日常的な生活はとりあえず支障なく送れるようになった、そして社会人であれば仕事に復帰する準備が整った、若しくは実際にお試し出勤が出来るようになった、そんな状態になった際につかわれる言葉です。「治癒した」つまり治ったとまでは言い切れないまでも、回復してきていることは自他ともに認めることのできる、そのような状態を指して使われているようです。

主治医にとっては一段落がつき、あとは当面様子を見る、という段階に達したということなのでしょう。半ば医療の手を離れ、その後患者が不調を訴えてくるようであれば、それはその時で、不調の内容に応じて適宜診療を施せば良いということなのでしょう。

一方患者自身にとって、この寛解というのは実際のところ、どのような状態として捉えたらよいのでしょうか。まわりは、家族や職場の人たちは、一応治ったものと見做しがちですし、本人もそう見做されることを半分は望んでいるものの、その一方では確信は持て切れず、どうも治ったらしいという程度の、少々曖昧、微妙、不安定な気持ちにある状態と言えるのではないでしょうか。実は、この時期が「治る」に向けてのまさに正念場ではないか、というのが、体験者としての筆者の見解です。ここでの処し方によって、その後の人生が決まってしまうという意味で、とても重要な局面だと考えています。そして、ここで強調をしておきたいことは、いま抱えているうつ者の〝うつ〟が、これまでのうつ病患者の〝うつ〟とは相当に異なる、その意味では別のステージに移行していることを、しっかりと認識する必要があるということです。

この正念場をどのようにして切り抜けて行けば良いのか、うつ病を罹患した者にとってこれは大いなる課題です。

「治る」ことによって活き活きとした生活を取り戻せることができるのか、若しくは充分に治ることが出来ずに、いわば常に不全感を抱きつつ生き続けて行くのか、それとも、再発を繰り返してうつ病を慢性化させてしまうのか、はたまたうつを抱える生活にすっかり疲れてしまい、その結果として自殺を図ってしまうのか、すべてはこのステージ、うつ者のステージをいかにクリアーするかにかかっている、と言えるのです。

第二節　改めて問う「うつ病とは？」　―うつ病を広く捉える―

「うつ病」を広く捉え、その全体像を多様な側面から見てみようというアプローチがあります。WHO（世界保健機関）が提唱していることなのですが、精神疾患の治療では多軸的な視点が必要であるとしています。その多軸的な具体的視点とは次の三つの柱から成り立っています。

①Bio（生物学的な）……………睡眠薬や抗うつ薬のような薬物療法や身体療法
②Psycho（心理的な）……考え方や行動、人間関係の癖を修正する精神療法
③Socio（社会的な）………職場や家庭などの環境面での調整や問題解決

これらの三つの柱は、うつ病の発症要因や罹病経過のなかで何故治るのか、治らないのか

を考える上で良い手掛かりを与えてくれるように思います。またとても常識的で納得し易く、うつ者の多くは、日頃うすうすと感じていることがここに明確に示されているので、きっと共感を覚えることでしょう。

提言は続きます。「これら三つの柱のうち、どれか一つだけに偏ることなく、それぞれに目を向けよう」とのスローガンとして・・・。

その一方では、これとは異なるアプローチとして、一つの側面に着目して問題を追及し、そこでの解決をまずは図ってみようという進め方もあります。

例えばうつ病は「脳という臓器の病気なのか？　それとも心の病なのか？」という議論があります。二者択一的な問題設定ですから、これを追及していった場合にはどちらかの結論が出ることになります。仮に「どちらかと言えば、臓器の病気である」との結論が出たとします。どの程度自覚をしているかどうかは別にして、この結論を支持する医師であれば、うつ病受診者に対し、きっと「うつ病は薬で必ず治ります」と主張し説明を行うに相違ありません。そしてその支持する程度が強ければ強いほど、うつ病診療の全過程が、薬剤の選択と組み合わせ、そして服用量の調整に費やされることとなるのでしょう。

この医師の場合、先程のＷＨＯの三つの柱に即して言えば、①のＢｉｏを過度に重視して、つまりは偏って診療に当たっていると言わざるを得ません。そして今の日本の現状では、このタイプの診療、薬物主体の診療が広く行われています。ひとりのうつ病患者について、その療養の経過の中で、②のＰｓｙｃｈｏが重視されなければいけない局面を迎えたのにかかわらず、それが為されず、①のＢｉｏ向けの診療が依然として継続されている、というようなことが無ければ良いのですが・・・。

筆者自身の体験を踏まえつつ、うつ病の回復過程を一般化してみると、自覚できる回復の兆候は自律神経の回復として現れてきます。不眠が収まると共に不規則だった睡眠パターンも病前の状態に少しずつ近いものになっていって食欲も回復するし、便秘気味だったものが徐々に解消していく等々、自律神経の不調に起因すると思われる不具合が次第に取り除かれて行きます。自律神経という生理的な分野での変化ですから、薬物の効果もあったが故、と素直に認められるところです。

次にこれに併行し、今まで沈みっぱなしであった気分に改善が見られるようになります。鏡に映る自分の表情にも生気が感じられるようになり、少し何かの行動を、例えば散歩とか家庭での食器洗いなどをしてみようか、との気持ちも湧いてくるようになります。つまり気力、意欲の回復の気配が感じられるようになります。これらの兆候は極めて徐々に進み、また断続的ですから当人も周りも一体良くなっているのかいないのか、確信を持つのが難しく、当惑もしながらの展開となります。時日の経過と共に、良くなっているのかなと感じられる時間帯が少しずつ長くなるにつれ、回復への期待感がそれなりに高まって行きます。その一方では、理由・きっかけも特に無いはずなのに気分がどーんと落ち込んでしまう瞬間・時間帯もそれなりに断続的に発生したりします。回復途上にあると思っていただけに、足をすくわれたような気持ちにさせられます。これがなんともこたえるし、このしんどさを何としてでも凌がなければならない、という厳しい状況に直面します。

さて傾向として回復過程にある、そんな中でのこのような心理的な大波・小波に堪えている期間とは、いったいどのように捉えたら良いのでしょうか？　先述の三つの柱に当てはめて考えた場合、この期間は①と並んで②の側面がより前面に出てきている期間ということができるのではないでしょうか。このように症状の重心が心理的な側面に移りつつある段階で、薬物はどのような役割を果たしているのでしょうか？「うつ病は臓器の病気である」と考える医師ならば、何の疑いも無く「それは薬が効いてきているからだ」と主張するに相違ありません。投薬という臓器への処方の効果が心理的側面にも及び、結果として治癒に繋がっているのだから、基本的な診療としては正しい、というわけです。

常識的な見方として、生理は生理であって、心理（こころ）は、生理との関連が無いことはないだろうけれど、やはり別ものでしょうという見方があると思うのですが、臓器派の医師たちはそれとは異なる見解を持っているように思えます。医師本人において、どの程度確信を持ってのことかは判りませんが、この心理的側面についても相当程度、薬剤がカバーできる範囲であると考えているようなのです。しかしその考え方は本当に妥当なものなのでしょうか。

例えば、順調に回復しているように見えていた、うつ病患者の症状が自覚的にも他覚的にも足踏み状態、数か月が経っても一進一退それ以上の改善が見られなかったとします。そこで患者はその窮状を主治医に訴え、治療上の改善を求めたとします。そんな場合に、その後どんなことが起こるのでしょうか？ もしその主治医が臓器派の医師でしたら、することは決まっています。薬剤の種類やその組み合わせを変えてみる、そしてその効果が感じられなければ服用の量を増やすなどの措置をとるはずです。そしてそれでも思わしい結果が得られなかったとしても、これを繰り返して様子をみる、ということになるのでしょう。このような展開になってしまうと、元々のうつ病の症状に加え、薬害によるうつ病症状を心配しなければならなくなってきます。

なぜこの様な経過になってしまうのでしょうか？ 理由はシンプルなところにあるように思われます。その主治医が診察の早い段階で「うつ病は良い薬を正しく服用すれば、必ず治ります」と患者にハッキリ明言していた場合、自身の発言の内容を守るためにも薬物療法にこだわらざるを得ないということがひとつ。いまひとつの事情は日本のうつ病診療に携わっている医師の中で、薬物療法とは別にそれに代わり得る有力な治療法を熟知していて、それも駆使しながら治療に当たることのできる医師は決して多いとは言えない、という事情がどうもあるようなのです。有力な代替案を持っていなければ当初案、つまりは薬物主体の診療を続けるしかないということになってしまうのでしょう。

ＷＨＯの提言では、精神疾患治療には三つの柱があり、精神疾患の一つであるうつ病に於いても、その〝治る〟についてはこれら三つの柱・側面が深く関わっており、治療はひとつの側面だけに偏ってはならないとされていたはずなのに・・・・。

日本の現実の多くの臨床の場で、このような偏った診療が為されてしまうことについては、(健康保険適用のしくみ等も含め)医療側に大きな問題があることは明白です。しかしながら実は患者側にも大きな問題がある、と思っています。

一般的には、ある病気に罹患した場合、それが肉体に関わる疾病であれば、殆ど医師に任せっきりにしていても、〝治る〟に繋がることが多いのかも知れません。何故なら疾病の内容が生理的な側面に概ね限定できることが多いのでしょうから。これに対し、うつ病の場合には先述の通り、心理的・社会的な側面も広く含まれていて、特に社会的な側面について言えば、医師に委ねられる範囲はごく限られています。その範囲を超えることについてまで、何かを医師に期待をするのは、無い物ねだりと言うものでしょう。例えば、やっとのことで職場復帰をしたうつ者の、職場での人間関係の調整などを、その主治医に期待することには相当に無理があります。このように、そのうつ者が治っていく過程に於いて決定的で重要な場面であっても、主治医には任せることのできない領域があること、つまり「主治医に全て任せますよ」が通用しないのがうつ病治療の本来的な特徴なのだ、ということを本人もまた周囲の人々もしっかりと認識する必要があるのです。

しかしながら、ここに述べたうつ病治療の本来的な特徴を、初診時つまり治療開始の時点で既に理解しているなどということは、患者本人、うつ病の真っ只中にあって苦しんでいる本人はもとより、思わぬ事態に只々戸惑うばかりの周囲の人々とって、とても有り得ることではありませんし、また必要でもありません。それが必要となって来るのは主治医から寛解の診断が出るような時点、本書の表現で言うならば、うつ病患者がうつ者に移行する時点、さらに言えばうつ病治癒の第二ステージ、正念場を迎えた時点においてこそなのです。

それではうつ者にとって、医師に任せきれないことが事実・現実であると判断・認識できたとして、この事態に対し、本人はどのように対処して行けば良いのでしょうか？

ここは素直に考えて、医師に任せられるところは医師に、医師に任せられないところは医師以外の誰かに任す、ということしか無いのではないでしょうか。医師以外というと随分と漠然とした感じがしないでもありませんが、ここでの誰かの意味合いはズバリ「自分」ということです。医師以外というと、すぐに家族や職場の人たち、友人・知人も念頭に浮かぶと思うのですが、〝治る〟にあたって、任せることのできる相手には成り得ません。（その支持や協力が必要なことは申すまでもありませんが・・・。）「任す」ということに関しては自分を措いて他にはあり得ないのです。

そこでのうつ者の心構えとして、「薬で治る」はひとまず脇に置き、「自分で治る」の姿勢に、いわば方針転換することがとても大切になって来ます。ただここで強調をしておきたいのは、間違っても「自分で治す！」ではありません。「自分で治る」が正しい姿勢です。

さて、うつ者に至った段階にあって、何を契機にどのタイミングでその方針転換を果たすのかは、実際には難しくまた微妙な問題を孕んでいます。しかし一方では、ハッキリとした心構えの切り替えが必要なことも明白なので、ここはトライするしかありません。また方針転換をしたからといって、その方向の先に期待できる具体的な成果がすぐに得られるというものではありません。その方針に沿った、いろいろな工夫と努力を積み重ねることによって、徐々に成果が現れてくる、時間もかかる、というのが普通に起こり得る展開ではないかと思います。

筆者自身のうつ病体験の中から言えることは、うつ者の段階に達していながら、そこで足踏みをしていた時期のかなり早い段階で、「他に頼れることはあまり無い」「今の状況は自分で、半ば壊れてしまったこの自分で打開するしか道はない」と思い定めたことが、治癒へ向けた重要な第一歩になっていたと思っています。

第三節　般若心経と精神療法　―認知療法との接点―

どうも薬物主体のうつ病治療には限界がありそうだ、ということが日本でもようやく一般的な認識となって来ているようで、それもあってか、精神療法に目を向けるという機運がそれなりに起こって来ているように思います。先述の通りＷＨＯの提言にある、多軸的にうつ病を捉えていこうという観点からすれば、そのような動きは当然のことと言えましょう。

うつ病に起因すると思われる、身体に現れる生理的な症状を薬物で治療していくについては、誰でもが、ある程度は理解もできるし納得もできることです。しかしうつ病患者に現れる特異な考え方や感じ方の内容を、薬物主体で変えられると期待するのは相当に無理があるように思います。

しかしながら、文化の違いと言ってしまえばそれまでですが、かつて米国で新しいタイプの抗うつ薬が開発され、プロザックという商品名で発売された時に、うつ病治療中の患者以外にも爆発的に売れた、という話が伝わっています。愛用者はセールスマンが多かったとのことです。「性格を変える」ということが喧伝され、ためらいがちで控えめな性格のせいか、あまり実績の芳しくなかったセールスマン達がこぞってこれを服用したところ、成績が大いに向上したのだそうです。製薬会社の販売促進用ストーリーなのか、単なる伝説の類に過ぎないのか、真偽のほどはよく判りませんが、性格まで薬物の効果で変えられるのかも知れない、と思わせているところがこの話のミソのようです。抗うつ薬への過剰な期待感、薬物治療万能的な風潮を生みだすのにこれがひと役買い、それがそのまま日本に移入されて現状の薬物主体のうつ病治療につながっているのではないか、とつい疑ってしまいます。

さていま日本では、いろいろとある精神療法のなかで、認知療法（認知行動療法とも言われますが、ここでは同範疇としておきます）と呼ばれる療法が注目を集めていますが、「なにを今更」の感じがしないでもありません。というのも、欧米ではかなり以前から、うつ症状への有力な治療法とされ、また一般への周知や普及もされていたようなのです。あの小説「ハリー・ポッター」の作者J・K・ローリング氏も20代の不遇な下積み時代に抑うつ状態となり、自殺も考えるようになっていたところ、この認知療法の治療を受けることによって何とか難局を切り抜けることができた、との新聞報道を目にしたことがあります。

さてその認知療法ですが、これは米国のある精神科医が豊富な臨床経験の中から、うつ病の患者には、その考え方や物事の感じ方に特徴的な傾向があることに気付いたことから始まっています。その特徴的な傾向は「認知の歪み」とも呼ばれ、主なものは以下の内容として整理されています。

①恣意的推論……証拠が少ないままに思い付きを信じ込むこと。
②二分割思考……物事をすべて白か黒かと極端な考え方で割り切ろうとすること。
③選択的抽出……自分が着目していることだけに目を向けて短絡的に結論付けること。
④拡大視・縮小視……注目していることは拡大して捉え、関心の薄いことは縮小して捉えること。
⑤べき思考……「こうすべきだった」と過去を悔やんだり、自分を責めたりすること。
⑥極端な一般化……少数の事実・結果を根拠に、全てが同様の結果を生じると結論付けること。
⑦自己関連付け……望ましくない事態の発生を、すべて自分にせいとして関連付け、自分を責めること。
⑧情緒的な理由づけ……目の前の現実を、自分に湧いてくる感情そのままに理解してしま

うこと。

⑨自分が満たす予言……あらかじめ否定的予測を立ててしまうと、その否定的な姿勢がその予測通りの結果を生じさせ易いことがある。これが繰り返されることによって、心理的な悪循環に陥ること。

これら「認知の歪み」として列挙されている認知の傾向を、そのひとつひとつについてみてみると、該当する項目の程度や範囲において差があるにせよ、通常人の誰でもが「自分にもそんなところがあるかも知れない」と思い当たるような、そんな感じの傾向かと思います。その意味ではごく一般的で、身近な内容です。試しに自分や家族・友人・同僚など周囲の人々をちょっと注意深く見まわしてみても、これらの傾向が比較的顕著な人たちがいるものだ、あと気が付くことがあるでしょう。通常はそれらの傾向がその人たちの個性とされていて、ある時はその人の面白さ若しくは良い面とされる場合もありますし、又ある時はその反対の受け取り方をされたりすることもあったりします。日常的な生活場面ではそれで大きな支障もないし、逆に生活に支障が無い程度であれば問題も起こり得ません。しかしながら、もし人が一たびうつ病に罹患すると、これらの認知の傾向が、極端と言えるほどに拡大強化され、生活に大きな支障を生じる場合が出てきます。うつ病の罹患者が薬物療法等により、なんとか〝うつ者〟の段階まで回復し、つまり生理的・身体的には正常な状態を取り戻すことができたとしても、このもともと持っていた認知の傾向が、症状としての「認知の歪み」レベルのまま残存する限り、うつ者がうつ者のままに留まってしまって、本来の日常生活に戻る、つまり〝治る〟ことが困難となる場合もでてきます。

「認知の歪み」については、筆者自身も特異な体験をしています。それは筆者が〝うつ者〟であった時のことです。職を失っていて鬱々としていたのですが、家にいてもますます気分が滅入るばかりなので、気晴らしも兼ね繁華街に出かけることにしました。自分なりの「このままではいけない」との自覚もあって、何らかの行動を起こそうとの意欲も出てきているし、実際に行動を起こすことができる、〝うつ者〟としては、その程度までには回復していた時期だったと思います。繁華街をうろうろしている間に、1~2万円程度入っていた財布を紛失してしまいました。最後に財布を出し入れした場所と状況は憶えていたので、そこに戻り、拾得の届けがなかったか尋ねたりしたのですが、該当なしとのことでした。警察に届け出をしてみてはとのアドバイスを受け、言われるまま交番に向かう途上、大きく落胆していた筆者がその時真剣に思ったことは「うつ病に罹って以来、辛いことや苦しいことが色々あったけれど、何とか我慢して今日まで凌いできた。けれども、今日はほんのちょっとした不注意から愛用の財布を無くしてしまった。お前はやはり本当に駄目なやつだ。こんなに駄目ではこれ以上生きては行けないし、生きていく必要も資格も無い。自殺するしかない！」という思いでした。交番に立ち寄ってから帰宅するまでの小一時間、そんなことをひたすらに思い詰めていたのです。自宅に着いて少し落ち着きを取り戻す中で、ようやくこの真剣な（?･）思いが、実はとても滑稽で馬鹿げていることに気付き、思い直すことができたのですが・・・。

ことほど左様に、うつ者の心理に於いては、そのコンディション・調子次第で極めて危険な局面（この事例で言えば、たとえ小一時間という短い時間の中ではありましたが、実際に衝動的な自殺を試みるには充分な心理状態と時間であったと思っています）を迎えることがありえます。何らかの共振現象とも言うべき作用が働くことによって、エネルギーがどんどん増大して行き、それが、ほんの些細なきっかけから始まったはずの心の揺らぎを、あっという間に揺れ幅の大きい、負の方向に向かう巨大な大波に変貌させるのです。通常では考えにくい、極端とも言える現れ方ですから、これはやはり「病的」と言うべき状況かと思います。日頃〝うつ者〟としてではあるけれど、なんとか調子を保持できるようになり、自他ともに認められるほど普通になって来ていると思っていたのに、「ああ、まだ治っていない・・・」と失望し、改めて大きく落胆させられる瞬間でもありました。

さて認知療法についてですが、詳細は関係する解説書籍等を参照して頂くとして、敢えて単純化して説明してみます。それは治療者がうつ病者への問診を通じて、そこで読み取れる患者特有の病的なレベルにまで達している「認知の歪み」を具体的に摘出し・気付かせ、対話の中で患者自身にそれについて考えさせ、時間を掛けながら歪みを矯正していくという治療法と言えるかと思います。つまり、物事や出来事に対する見方や捉え方、つまり認識のあり方を見直すよう促すことによって、いわば氷のように固まっている患者の心・認識のあり方を解きほぐし、より柔軟で弾力性のあるものに変容させながら快方に向かわせる、そのような治療プログラムです。

認識のあり方を見直すと一口に言いましたが、これを言葉通りに受け止めてしまうと、「それは容易なことではない」と誰でもが懸念として感じてしまうことでしょう。何故ならば、認識のあり方というものは、それぞれの人格と密接に結びついているわけですし、認識のあり方を見直すことが、一度出来上がったその人格を見直すにことに通じるもの、と理解してしまえば、それは相当に困難、ちょっとやそっとでは不可能に近いこと、と考えてしまうのは当然の事かもしれません。

しかし認知療法が扱う患者の認識のあり方の見直しとは、そこまでのレベルの見直しではなさそうです。認識のあり方が病的に歪んでいる、その歪んでいる病的な部分・程度に限っての矯正が目的であり、その意味合いで効果があり、患者の日常生活が回復できるのであれば、それで良しとしているように思えます。つまり人格云々というまでの深度で認識のあり方を問題とするのではなく、結果的にうつ病の治癒に効果的であればそれで良いではないか、との割り切りみたいなものが基本的なスタンスとしてあって、その点については薬物療法のコンセプトと類似しているところがあるのかも知れません。つまり、なぜ認識のあり方が病的に歪んでしまうのか、その原因まで遡って究明し、原因の解明から治療を考えていこうとするものではありません。しかしながら、ひとの認識のあり方に着目し、それもごく常識的なアプローチに基づいて治療が施されますから、患者にとっても理解がし易く又受け入れもし易いところが他の精神療法に比較してとても優れているところかと思います。

さてここからは、議論は般若心経に及ぶことになります。

般若心経もひとの認識のあり方に着目しています。しかし常識的ではないアプローチに基づいているので少々理解しにくく、すぐには受け入れ難いところがあります。また「認知の歪み」に発展しがちな認知のあり方や傾向については、現れている結果を見るだけではなく、むしろその原因に焦点を当てて観ようとしているところが認知療法とは大きく異なります。しかしたとえ異なるところがあったとしても、認識のあり方に着目をしていることに於いては共通するところがあって、そのことを端的に示す手掛かりがあります。「認知の歪み」に相当する言葉が般若心経の中にも含まれているのです。それは「顛倒夢想」という言葉です。その意味合いは次章以下で詳説することとします。

もとより、般若心経の内容は、うつ者に限るだけでなく全てのひとに関わるような問題を内蔵しています。認識のあり方については中心的なテーマのひとつではありますが、それを含みつつ、そこだけに留まらない豊かさと広範さを備えてもいます。従ってうつ者としてはその豊かで広範な内容の中から、「治る」に繋がる糧を自分なりに取り出しさえすれば良いのです。

しかしながら、ここで大きな壁、大きな課題が立ちはだかります。般若心経の内容を、たとえ大掴みであったとしても、正しい方向性の中で理解しなければならない、という課題です。「般若心経は難しい」「結局、何が書かれているのかよく解らない」との声をよく耳にします。でもあまり気後れし過ぎることも禁物です。正しい方向性の中で内容を追ってさえ行ければ、ある程度の理解には達することができます。そして普通のうつ者が般若心経の中から、治るに繋がる糧を掴むには、そのある程度の理解で充分ではないか、というのが筆者の見解です。

それでは次章以下、般若心経の内容理解に努めることと致しましょう。

第2章　般若心経を読み解く〔Ⅰ〕真言編

第一節　経文と段落区分

あまたある一般の読者向けの般若心経の訳文や解説本について、筆者なりに常々感じていることに、読んでも良く解らない本があまりにも多いということがあります。またたとえそれが比較的判り易いものだったとしても、訳者や著者によって、心経解釈の巾があまりに広く「どれが本当なの」という疑問がつい湧いてきてしまいます。そして不遜のそしりを敢えて覚悟をして言えば、「般若心経には何が書かれているのか？」について、正面から答えようとしているものは意外と少ない、とも感じています。このような事情もあって、深い理解とまではいかなくても、「大掴みにまずはザックリと理解できれば良い」と考えている一般の人々の要望に対し、充分に応え切れていないものが大半、と言わざるを得ません。出だしからなにやら高飛車かつ批判的な物言いで少しためらいもあるのですが、率直に感じるところなので致し方がありません。

そのようなこともあり、筆者なりの研鑽？（たかだか7〜8年程度ですが）を踏まえ、心経の内容理解、大意を掴む方法として、「このようなアプローチもあるのではないか」という筆者なりの方法に即して話を進めてまいりたいと思います。

その方法とは、般若心経を敢えて、有難い経文としてではなく、ひとつの文章と見なし、その文章の構成からその大意を探っていくというアプローチです。

般若心経については、文章量が少し多目の大品般若心経とそれが少な目の小品般若心経という二種類の版があります。それぞれ今から千年以上も前にサンスクリット語から中国語へ翻訳されていて、翻訳者によって語句とか語数に多少の差異があります。日本に伝わり広く行きわたっているのは、小品般若心経（その中には、あの玄奘三蔵が翻訳したとされるものもあります）をベースにした、いわゆる流布本と呼ばれるものです。

流布本は以下の通りで、これにより話を進めてまいります。

摩訶般若波羅蜜多心経
観自在菩薩行深般若波羅蜜多時照見五
蘊皆空度一切苦厄舎利子色不異空空不
異色色即是空空即是色受想行識亦復如
是舎利子是諸法空相不生不滅不垢不浄

不増不減是故空中無色無受想行識無眼
耳鼻舌身意無色声香味触法無眼界乃至
無意識界無無明亦無無明尽乃至無老死
亦無老死尽無苦集滅道無智亦無得以無
所得故菩提薩埵依般若波羅蜜多故心無
罣礙無罣礙故無有恐怖遠離一切顛倒夢
想究竟涅槃三世諸仏依般若波羅蜜多故
得阿耨多羅三藐三菩提故知般若波羅蜜
多是大神呪是大明呪是無上呪是無等等
呪能除一切苦真実不虚故説般若波羅蜜
多呪即説呪日
羯諦羯諦波羅羯諦波羅僧羯諦菩提薩婆訶
般若心経

漢文の経文なので漢字がギッシリと詰まっていて、なにか凄い感じがしないでもありませんし、それだけに「ちょっと勘弁して欲しい」と思わせてしまうことがあるのかも知れません。しかし、いま心経の写経をすることが様々な機会や場で行われていますが、その際にはこの流布本の版がよく使われているようです。
さすがに解説本などの書物に経文として掲げる場合には、このままでは宜しくないという事で、ふつうは文章の配列が以下のように整理されるのですが、これを、段落を明確にする為、段落間のスペースを少しとって表示してみます。

摩訶般若波羅蜜多心経

観自在菩薩　行深般若波羅蜜多時　照見五蘊皆空　度一切苦厄

舎利子　色不異空　空不異色
色即是空　空即是色　受想行識亦復如是
舎利子　是諸法空相　不生不滅　不垢不浄　不増不減
是故空中　無色無受想行識　無眼耳鼻舌身意
無色声香味触法　無眼界　乃至無意識界
無無明　亦無無明尽　乃至無老死　亦無老死尽
無苦集滅道　無智亦無得

以無所得故　菩提薩埵　依般若波羅蜜多故
心無罣礙　無罣礙故　無有恐怖　遠離一切顛倒夢想　究竟涅槃
三世諸仏　依般若波羅蜜多故　得阿耨多羅三藐三菩提

故知般若波羅蜜多
是大神呪　是大明呪　是無上呪　是無等等呪
能除一切苦　真実不虚
故説般若波羅蜜多呪　即説呪日
　羯諦　羯諦　波羅羯諦　波羅僧羯諦　菩提薩婆訶
般若心経

右記の通りに段落を四つに分けることについて、定説があるわけでもないのですが、文章としての経文の大意をつかむという今回の目的の為には、このような分け方が便宜であり、これに基き説明を加えてまいります。

第二節　経文の構成　―真言編と智慧編―

⑴ 心経の成立過程についての仮説

仏教の経典においては、一般的に、その成立がある特定の時、特定の経典作家ないし編纂者によって一挙に行われ、それがそのままの形で現代に伝わってきている例は極めて少ないようです。長い年月の経過の中で、誰かが経典に手を加えたり、又は本来他の経典に含まれていた一部や章を取り込む等して、内容を膨らます努力が絶えず続けられ、そのような改変の集積として、各々の経典の現在の姿があるのです。

般若心経に於いてもこの事情は同様で、七世紀中葉の玄奘訳般若心経までは主として、前節に掲げた小品と呼ばれる般若心経ですが、八世紀以降に中国で翻訳された般若心経は、全て大品般若心経（小品の経文の前後に、お釈迦さまも登場され、経文が説かれる場面設定への言及が加わります）に変わってきています。一方遡って、記録に残る最も早い般若心経の中国語訳は、三世紀初頭の支謙訳（経文そのものは伝わっていませんせん）なのですが、現在目にすることのできる小品般若心経の推定成立年代はこれよりも後とされているので、支謙の使ったテキストは小品般若心経のものより、いま少し古形で、短い内容のものではなかったか、と言われています。

そこで本書では、一つの仮説を提示します。

小品般若心経は時の流れに応じ、次の順序で内容の補填、増広が図られたのではないかとの仮説です。

第四段落 ⇐ 第三段落 ⇐ 第二段落 ⇐ 第一段落 ⇐ 経題

何故このような仮説（かなり信ぴょう性の高いものと思っているのですが）を立てるのか、それはこの順序ないし方向で理解を進めていくことが、般若心経の大意を掴む上で、とても有益だと考えられるからです。

(2) 各段落の内容

それでは最初に成立したと見做した第四段落から進めてまいりましょう。

故知般若波羅蜜多
是大神呪　是大明呪　是無上呪　是無等等呪
能除一切苦　真実不虚
故説般若波羅蜜多呪　即説呪日
羯諦　羯諦　波羅羯諦　波羅僧羯諦　菩提薩婆訶

この段落についてのテーマ、つまり主役はもちろん〝羯諦　羯諦・・・〟の呪です。そしてこの段落を理解する上での最も大切なポイントは、この段落における、〝般若波羅蜜多〟という言葉を、大乗仏教の一般的な意義付けである「智慧の完成」と捉えるのではなくて、これは固有名詞である、つまり羯諦で始まる呪につけられた名前なのだ、と理解することにあります。「かねてより、般若波羅蜜多と名付けられた霊験あらたかな呪（サンスクリット語ではマントラ、日本語としては一般に馴染み易い〝真言〟という言葉で表記される場合が多いので、本書でもこれに倣うことと致します）がありました・・・。」これが般若心経の出発点であり、ここを外しての心経理解はあり得ない、と思っています。この線に沿って、この第四段落を文字通り素直に読めば、第四段落はとても理解のし易い文章である、と言うことができます。

日本文にしてみます。

「それ故、般若波羅蜜多と名付けられている真言を人は知るべきである。それは偉大で明らかな、無上で並ぶものの無い真言であり、これを唱えれば、ほんとうに一切の苦を取り除くことが出来る。それではその般若波羅蜜多をここで唱えてみよう。

羯諦　羯諦　波羅羯諦　波羅僧羯諦　菩提薩婆訶　と。」

とても内容の解り易い段落、文章だと思いませんか。般若心経のオリジナルな形はこのように誰にでも解る、極めて親しみ易いものだったと考えられます。

第三段落

第四段落が人々に受け容れられて、ある年月が経過するにつれ、ある人若しくはある人達がこのように、ふと思ったかもしれません。「ここにいう〝一切の苦が除かれる〟とは、一体どのような心の状態をいうのだろうか?」「そこを説明する文章を少し加えたほうが、経文

（文章）全体がより良くなるのではなかろうか」と。
そこで加えられることとなったのが第三段落なのだ、と考えることができます。（お断りした通り、あくまで仮説としてですが。）　第三段落の特長としては少々大乗仏教系の単語、言葉が多くなることです。では第三段落を第四段落も含め、一緒にしてその全体を示してみましょう。

（以無所得故）
菩提薩埵　依般若波羅蜜多故
心無罣礙　無罣礙故　無有恐怖　遠離一切顛倒夢想　究竟涅槃
三世諸仏　依般若波羅蜜多故　得阿耨多羅三藐三菩提
故知般若波羅蜜多
是大神呪　是大明呪　是無上呪　是無等等呪
能除一切苦　真実不虚
故説般若波羅蜜多呪　即説呪日
　羯諦　羯諦　波羅羯諦　波羅僧羯諦　菩提薩婆訶

なんの違和感も無く文章が補填、拡充されています。ボリュームもすこし豊かになり、全体の感じがかなり経文らしくもなってきました。（但し、冒頭にある　以無所得故　は文脈上、別の意味と役割があるので、ここではひとまず保留、除いておきます。）

それでは、全体を通しで日本文にしてみましょう。

「修行に勤める菩薩は、般若波羅蜜多の真言を誦する（声に出して唱える）ことによって、心の迷いが自ずから消えていくのを感じるようになるし、また迷いが消えるに応じて、何事につけ恐れを抱くということも無くなっていく。また全くの思い違いによって染みついていた、心の悪弊からも離れることが出来、ひいては究極的な心の平安、涅槃に達することも出来るのだ。また、過去、現在、未来に亘って、修行に勤める菩薩達は、皆この般若波羅蜜多の真言に拠って最上の悟りを得、いわゆる仏陀（悟った者）となることが出来たし、また出来るのだ。

それ故に、人は（これほどの功徳をもたらす）この般若波羅蜜多の真言を知るべきである。それは偉大で明らかな、無上で並ぶものの無い真言であり、これを唱えれば、ほんとうに一切の苦を除くことが出来る。それではその般若波羅蜜多の真言をここで唱えてみよう

羯諦　羯諦　波羅羯諦　波羅僧羯諦　菩提薩婆訶　と。」

如何でしょうか？　日本語にしてみても、文章として、真言の功徳がより具体的に示され

ているように感じませんか。第三段落と第四段落が一体となっていて、とくに文章の流れとして、第四段落の始まりが、なぜ「故知」で始まっているのかなど、段落間の関係がはっきりと解ると思います。

第二段落

第三、第四段落が合体して読誦される時代がしばらく続いた後、ある人若しくはある人達の中に、この文章の〝般若波羅蜜多〟という言葉に、改めて注目する者が現れました。実は、先にも少し触れたように、この言葉は本来人々が護持をしていた仏典において、最も大切な言葉でもあったからです。

つまり、その言葉の一般的な意味は「智慧の完成」若しくは「完成された智慧」ということなのですが、当時大乗仏教を信奉する人々にとって、それは人が目指すべき、理想の状態を示す特別な言葉だったのです。そしてその境地に至ったときの心の状態とは、第三段落に示された心のあり方と全く合致するものでした。そこで、この「智慧の完成」の境地若しくは「完成された智慧」とはどのようなものなのか、それを表現する文章を第三段落の前に加えたら、この経文は更に良くなるに違いない、と思った人たちがいて、この人たちが大胆ともいうべき企てを試みました。

その企てとは、数多ある大乗仏典の中から　大品（版）の「般若波羅密多経」を選び出し、その経文中の一章とも言うべき習応品第三から、そのエッセンスともいえる部分を、ほぼそっくりそのまま持って来て、これをこの第二段落に当てたのです。

舎利子　色不異空　空不異色
色即是空　空即是色　受想行識亦復如是
舎利子　是諸法空相　不生不滅　不垢不浄　不増不減
是故空中　無色無受想行識　無眼耳鼻舌身意
無色声香味触法　無眼界　乃至無意識界
無無明亦　無無明尽　乃至無老死　亦無老死尽
無苦集滅道　無智亦無得

がそれなのですが、これによって、わかり易かった般若心経が、一挙になにやら大変難しいものに変貌してしまいました。しかし一方これによって、当時の仏教（古代のインドでは隆盛を極めていました）の肥大し複雑化していた教理の内容からいわば贅肉を取り除き、お釈迦さまが説かれた、オリジナルな仏教に直に触れることができるような、そのような内容を包含することにもなりました。

さてこの文章をごく普通の素養を持つ日本人が読んでみて、その文意がすぐ掴めるということはあり得ません。何故ならば

・（含む内容の割に）あまりにも短い文章であること。
・唐突で前後の文脈が不明であること。
・極めて抽象的であること。
・一見普通に読み過ごしてしまうような単語にも特有な意義付けがあること。

等などからして難解なのは当然です。この文意を理解するためには、その前提となるべき、ある程度の関連する知識が不可欠なのです。従ってそれ無しに、この段落の文章に含まれる文字の字面から、字面のみから無理やり解釈を導くということは、誤解を招き易く厳に避けなければなりません。

例えば「空（くう）」を空（むな）しいことと理解してみたり、「不生不滅」をなにか永遠、永続のニュアンスで捉えてしまい、エネルギー恒存の法則を示唆したものなのだと理解してしまっているケースがあるようですが、これは般若心経の主旨からして、理解の方向性が相当にずれている、と言わざるを得ません。

この段落の内容については章を改めて説明を加えることとして、いまはこの第二段落を保

留状態にしておいて次に進んでみます。

第一段落

第二段落が加えられたことによって、般若心経はいっそうの豊かさと深化を遂げることとなったのですが、ここで経文として、文章上の問題を感じるある人若しくはある人達がいました。その問題とは、舎利子という特定の修行僧への呼びかけを経文全体の冒頭に持ってくることについて、そのままでは文章全体としてあまりに唐突であることがひとつ、ふたつとして、このままでは第二段落の内容と、真言が提示される段落である第四段落との関連が全く希薄なままに置かれてしまうという問題です。

そこで経文全体を見通し、かつその大意をも示す為に、前文が設けられることとなりました。

それがこの第一段落です。

観自在菩薩　行深般若波羅蜜多時　照見五蘊皆空　度一切苦厄

簡潔にして明解。小さな経文である般若心経の前文として、まことに相応しいこのコンパクトさ。しかも般若心経の大意が的確に要約されています。

ところで、ここでぜひ触れておきたいことがあります。
当初のサンスクリット語の経文では、「度一切苦厄」に対応する表現はありませんでした。どうやら、これは原文を漢文に翻訳する過程で、誰かが大胆にもこの句を書き加えたようなのです。意訳と言ってしまえばそれまでなのですが、そのおせっかいとも言える行為の結果として、この前文の内容が、はっきりと第四段落をも見通すものとなりました。（第四段落の「能除一切苦」の表現とも呼応しています。）更に言えば仏教の根本テーマである〝苦からの脱却〟を力強く宣言することにもなっています。文章として、見事な加筆と編集である、と不遜ながらつい思ってしまいます。
さて例によって、この前文を日本文にしてみます。

「素直にものごとを見ることの出来る修行者が、般若波羅蜜多の真言の念誦を熱心に行っていると、（〝五蘊はすべて空である〟という実感を持つこととなり、）その結果として、それまで抱いていた、諸々の苦しみから脱却することが出来たのだ。」

ここでのポイントは、観自在菩薩を功徳をもたらしてくれる、あのありがたい観音様とみるのではなく、あくまでも修行に励む一人の菩薩と見なしておくことと、行深般若波羅蜜多を、熱心にあの羯諦の真言を読誦ないし念誦する行のことと捉えることにあります。

〝五蘊皆空〟は、すぐに理解できる句ではありません。これについては第二段落の内容と深く関連していますので、それに合わせて次章で詳説することとします。

経題

「摩訶般若波羅蜜多心経」という経題は経文の全体が出来上がってから、それも多分漢文に翻訳される段階になって始めてつけられたものと思われます。現存するサンスクリット語の般若心経には特に経題らしいものはついていません。この経題についても変遷があるので少しそれについても触れておきます。

・五世紀初頭　鳩摩羅什の訳では「摩訶般若波羅蜜大明呪経」

・七世紀中葉　玄奘三蔵の訳では「般若波羅蜜多心経」になっています。

両者とも経文の本体・本文はほぼ同一と言える位に類似しているのですが、経文の解釈というか重点の置き方の移り変わりが、経題の変遷に反映していると考えることが出来ます。

鳩摩羅什の時代までは、大明呪つまり真言がこの経文の主テーマであるという見解に基いて「大明呪経」という経題がつけられたのでしょう。一方、玄奘三蔵の時代以降は、真言もさることながら、第二段落の内容つまり〝空〟もまたこの経文の一大テーマであるとの意味合いを含めて「心経」という経題に置き換えられたものと推察されます。

(3) 真言編と智慧編

これまでに述べてきたことを踏まえ、おさらいと纏めを行ってみます。般若心経という経文全体には二つの大きなテーマが内蔵されています。ひとつは「般若波羅蜜多の真言」いまひとつは「般若波羅蜜多の智慧」がそれです。これらのテーマに応じて経文の段落を色分けしてみると、「真言」に関わる段落は一・三・四段落、「智慧」に関わる段落は一・二・三段落と捉えることができます。今後の解説の都合上、真言に関わる段落は〝真言編〟智慧に関わる段落は〝智慧編〟と呼ぶことにし、これを次頁の図に示してみます。(経題は内容に合わせて鳩摩羅什・玄奘三蔵のものを採用しています。)

■「摩訶般若波羅蜜多心経」の構成図

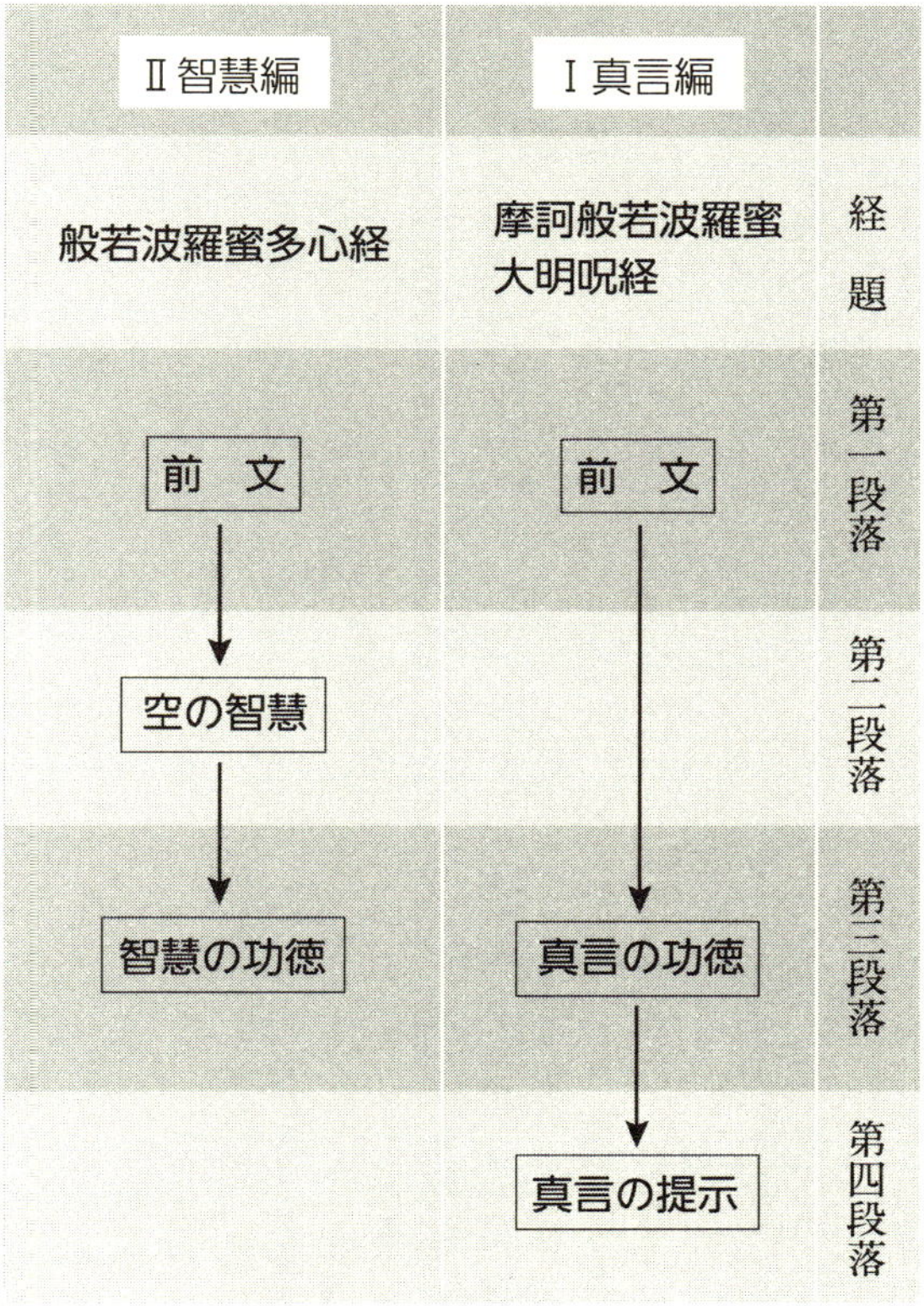

第三節　真言編のまとめ

真言編の内容を漢文とその和訳文を改めて示してみます。智慧編については次章で詳述することと致します。

（漢文）

摩訶般若波羅蜜大明呪経

観自在菩薩　行深般若波羅蜜多時（照見五蘊皆空）度一切苦厄

（以無所得故）菩提薩埵　依般若波羅蜜多故

心無罣礙　無罣礙故　無有恐怖　遠離一切顛倒夢想　究竟涅槃

三世諸仏　依般若波羅蜜多故　得阿耨多羅三藐三菩提

故知般若波羅蜜多

是大神呪　是大明呪　是無上呪　是無等等呪

能除一切苦　真実不虚

故説般若波羅蜜多呪　即説呪日

羯諦　羯諦　波羅羯諦　波羅僧羯諦　菩提薩婆訶

（和訳）

大いなる「般若波羅蜜」真言経

「自在にまた素直にものごとを見ることの出来るある修行者が、般若波羅蜜の真言を誦する修行を熱心に行じ続けていたところ、ある時、それまで抱いていた諸々の苦しみから脱却することができた。

その修行者に於いては、般若波羅蜜の真言を誦すことによって、心の迷いが自ずから消えていくのを感じるようになり、また迷いが消えるに応じて、何事につけ恐れを抱くということも無くなっていったのだ。更には、全くの思い違いによって染みついていた心の悪弊からも離れることが出来、ひいては究極的な心の平安、涅槃に達することもできたのだ。このようにして、過去、現在、未来に亘って、苦しみからの脱却を目指す修行者達は、皆この般若波羅蜜の真言を誦すことによって最上の境地を得、いわゆる仏陀（悟った者）となることが出来たし、また出来るのだ。

それ故に、人は（これほどの功徳をもたらす）この般若波羅蜜の真言を知るべきである。それは偉大で明らかな、無上で並ぶものの無い真言であり、これを誦すならば、ほんとうに一切の苦を除くことが出来る。それではその般若波羅蜜多の真言をここに示すこととしよう

羯諦　羯諦　波羅羯諦　波羅僧羯諦　菩提薩婆訶　と。」

この真言編におけるテーマは、功徳の大きな、羯諦で始まる真言の紹介とそれを誦する行の大切さを強調することにある、と言うことができます。この真言の功徳の大きさについては、第三段落全体と是大神呪　是大明呪　是無上呪　是無等等呪との表現で示し、この真言を誦する行の大切さを冒頭の、行深般若波羅蜜多の表現で明確に示しているのです。

以上の通り真言編については、文章としての意味をつかむことは難しいことではありません、むしろ平易と言うべきでしょう。しかし意味が解ることと、その内容を納得し、受け入れることとはもちろん別の問題です。そのことについては、別に章を設け、改めて触れてみたいと思います。

第3章　般若心経を読み解く（Ⅱ）智慧編

さて前章で触れた通り、般若心経の全文の中で、智慧編の内容は第一・二・三段落が該当します。そこで、改めて経題及び該当する段落の文章全文を再掲し、これについて今度は冒頭から順番に文章ごとの意味を追ってまいります。

般若波羅蜜多心経

観自在菩薩　行深般若波羅蜜多時　照見五蘊皆空　度一切苦厄
舎利子　色不異空　空不異色
色即是空　空即是色　受想行識亦復如是
舎利子　是諸法空相　不生不滅　不垢不浄　不増不減
是故空中　無色無受想行識　無眼耳鼻舌身意
無色声香味触法　無眼界　乃至無意識界
無無明　亦無無明尽　乃至無老死　亦無老死尽
無苦集滅道　無智亦無得
以無所得故　菩提薩埵　依般若波羅蜜多故

心無罣礙　無罣礙故　無有恐怖　遠離一切顛倒夢想　究竟涅槃
三世諸仏　依般若波羅蜜多故　得阿耨多羅三藐三菩提

第一節　五蘊と自己

(1) 前文にあるテーマとは

(第一段落)
観自在菩薩　行深般若波羅蜜多時　照見五蘊皆空　度一切苦厄

この文章を　智慧編としての意味取りに着目し、少し意訳気味に日本文にしてみます。
「観自在と呼ばれる修行者が(仏の)完璧な智慧を得たいと修行に努めていたが、ある時○○は五蘊から成り立っていること、そしてその五蘊はすべて空であるということを悟った。そしてこの悟りを得ることによって、すべての苦しみから脱却する事が出来た。」

前章でも少し触れておきましたが、この①の前文は後に続く智慧編の文章全体の大意を表現しています。肝心なところでもあるので、漢訳の般若心経からの和訳だけではなく、原典であるサンスクリット語の般若心経から直接に和訳したものを併せて示しておきます。

「求道者にして聖なる観音は、深遠な智慧の完成を実践していたときに、存在するものには五つの構成要素があると見きわめた。しかも、かれは、これらの構成要素が、その本性からいうと、実体のないものであると見抜いたのであった。

―― 般若心経　中村 元・紀野 一義 訳注　岩波文庫 ――

漢訳ではたった４文字で表現されている「五蘊皆空」の文章がサンスクリット語では傍線で示したように、実は二つの文章から成り立っていて、それだけ広い内容を含んでいること、また度一切苦厄という文章に相当する表現がサンスクリット語の原文には全く無いこと（これは前章でも触れました）など明確な相違がみてとれます。また「存在するものには五つの構成要素云々」の中にある「存在するもの」は、（次頁に示す２例目の訳文で明らかなように）和訳をする上で訳者が加えたものであって、原文にはこれに該当する表現がありません。日本文として自然で判りやすくするための措置だったものと思われます。しかしそうであるが故に、ここには訳者ならではの独自な理解と解釈が含まれていることに注意をしておくことも必要です。

それではサンスクリットの原文を、原文の表現通りに直訳をしてみると、どうなるのでしょうか。敢えて直訳を試みていると思われる和訳例を紹介します。

「高貴なる観自在菩薩が深遠な般若波羅蜜多の修行を実践しているとき、五蘊あり、しかも、それらは自性空であると見極めた。」

――〝新釈 般若心経〟 宮坂 宥洪 著 角川ソフィア文庫 ――

この訳によれば、やはり先に示した傍線部分の原文は二つの文章から成り立っているようです。しかしその前半部分はあまりに簡略であり、なにかしらの修飾的な語句が補われないと意味がよく解りません。何故ここのところに筆者はこだわるか？ 実はこの部分に着目することが、般若心経（智慧編全体）の理解を深める上では極めて重要だと考えるからです。「五蘊」という言葉の意味は五つの構成要素ということなのですが、五蘊というものがあるのは了解できたとして、それでは、いったい「何」が五つの要素によって構成されている、というのでしょうか。（和訳文の〇〇に相当するところです。）

岩波版にあるように存在するもので良いのでしょうか。ここを究明して行くことは、この前文の主旨を把握することに繫がりますし、従って般若心経の全体を理解することにも通じます。何故ならこの「何」こそが般若心経のテーマだからです。

結論を先に記してしまえば、この「何」とは〝私〟若しくは〝私の世界〟ということになります。肉体を持ち身長・体重がいくらで、名前があって、どこそこに勤務していますという意味合いでの私、というよりもむしろあのうつ病の渦中にあって、「いったいこの私はどうなっているの。あの私は何処へ行ってしまったの⁉」と思わず叫んでしまう際に出てくるあの私が、ここに言う〝私〟のことです。

何故筆者が〇〇について、ここまで断定的に言えるのか、その根拠はこの段落の最後の文章「度一切苦厄」にあります。この文章から読み取れることは、般若心経が扱う世界とは苦の生じる世界についてなのだということです。そして苦が生じてしまう世界とは〝私の世界〟、もっと端的に言えば〝私〟をおいて他にありません。リンゴが樹から落ちた時、そこに大いなる苦しみが生まれた、などということはあまり聞いたことがありません。そこにどのような力が作用したのか、それを探究する対象としての世界というものはもちろんあり得ます。しかしそれは般若心経の扱う世界とは次元の異なる、別の世界でのことなのです。

ところで、〝私〟と〝私の世界〟では対象も範囲も全然違うじゃないか、と思われる方もいるかも知れません。しかし般若心経においては（つまりは、仏教においてはということにもなりますが）両者は密接不可分、一体という意味では同じものなのです。〝私〟を除いて〝私の世界〟は成り立ち得ないし、〝私の世界〟の無い〝私〟も在り得ません。敢えて極端な言い方をするならば、世界を考えるときに、「私を除いて世界は無い」というのが、仏教の基本的な立場とまで言えるのかも知れません。このように表現すると、随分と奇妙でなにか独りよがりを言っている、というような感じがしないでもありません。

この辺の事情を理解する為には、般若心経が扱う世界といわゆる西洋的な見方による世界とについて両者を比較してみると判り易いのかも知れません。

(2) 二つの世界観

西洋的な世界観

西洋的な世界観では、主体と客体とハッキリと区分することが基本的なこととしてあります。つまり自分という主体と自分以外の客体、客体には他人や社会、自然など森羅万象全てのものが含まれています。この世界観においては、世界は、広義には自分及び森羅万象のすべてを含むことにな

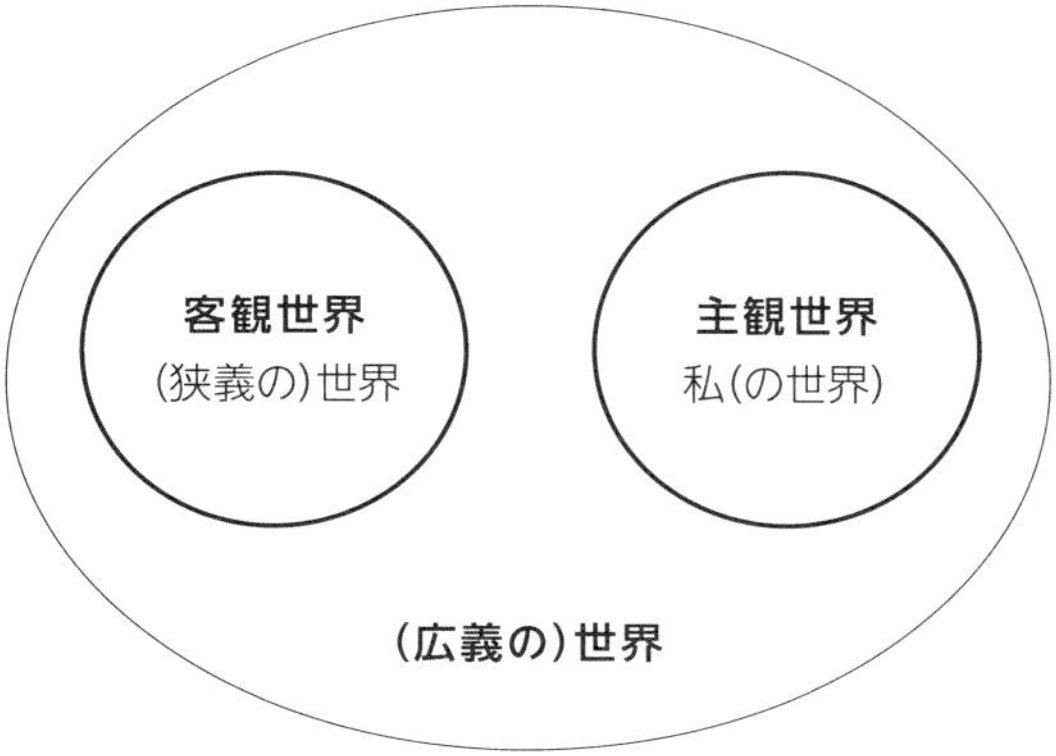

図 - 1

りますが、狭義には主体・主観である自分を除いて、観られる客体を客観世界、いわゆる世界と呼ぶことになります。図で示せば図－１のようになります。

一見、何の不思議もないごく自然に思える、当たり前の世界観です。自分と世界はハッキリと別のものとして存在し、この独立した肉体と精神を持った自分が世界を見たり働きかけたり、世界からも様々な影響を受けながら、その意味では常に交流し合いながら併存しています。（実はこの広義の世界では、もうひとつ主要なファクターを加えて捉えることが、より正確な意味での西洋的な世界観と言えます。そのファクターとはもちろん〝神〟のことです。議論が拡散してしまうので、ここではそれを指摘するだけに留めておきます。）

この辺のことは、落ちたリンゴの例にあるような物理学の世界を思い起こせばとても解りやすいことになるでしょう。この図の客観世界（狭義の世界）はこの自分が居ても居なくても独自の秩序を以って存在し続けることでしょう。またこの世界は、誰が見ても同じ姿のはずで、同じに見えないのは、それを見る側の個人的な能力不足か、まだ未知の分野である為ひとがまだ解らないだけで、研究が進めばいずれは唯一の真実の姿が判ってくるはずだ、と思われているような世界です。

般若心経の世界観

これに対し、般若心経の世界観は大きく異なります。般若心経によれば世界は五蘊から成り立っています。前述の通り、五蘊とは五つの構成要素のことでしたが、具体的には次の段落においてすぐ触れられることとなる、色・受・想・行・識のことです。これを踏まえ、この世界を図示してみると次の図－２のように表示することができます。

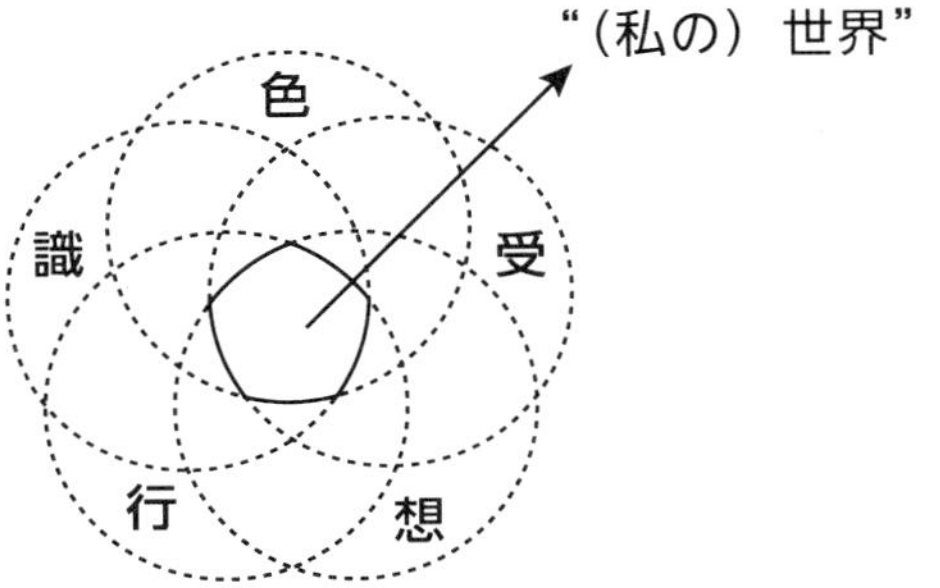

図 -2

図－１とは随分と異なる世界です。西洋的な意味での主観と客観が、混在若しくは一体化して存在する、そのような世界です。この世界の構成要素である五蘊を、敢えて西洋的な図－１の分け方で区分をしてみますと、主観世界に区分できそうなのが　受・想・行・識で、客観世界に区分できそうなのが　色のみということになりそうです。そして図－２においては〝（私の）世界〟と表記されていますが、この世界を別の言葉で表現するならば、ずばり、〝自己〟ということになります。

そう、般若心経のテーマ（と言うことは仏教のテーマということになりますが）はこの五蘊によって成り立っている「自己」なのです。そしてその五蘊が本来的に空である、と悟る（当然に「自己」も空ということになります）ことによって、「自己の苦」の実態が見えてくるし、更には「自己の苦の滅却」の可能性も見えてくる、と展開するそのような筋立てになっているのです。

このことを「うつ」若しくは「うつ病」にこと寄せて述べるならば、この〝私の世界〟・〝自己〟こそ「うつ」又は「うつ病」の住み着く世界であることは改めて指摘するまでもないことでしょう。般若心経が「うつ病」に対し理知的に働きかけ、その治るに繋がる作用をする、と本書の冒頭で表明していますが、そのように言える基本的な根拠と背景はここにあるのです。

そしてこの段落の最後で般若心経は高らかに宣言しています。〝度一切苦厄〟と。字面に拘るようですが、深刻な「うつ病」というのは苦厄の最たるものの一つと言えましょう。なにしろ症状が進めば最後は自殺となるのです。死をもってしか逃れられない、と当人に思い込ませてしまうほどの苦、そのような苦も含めて一切の苦厄を度して（滅却せしめて）しまうと宣言しているのです。あまりにも明確に断言しているので、そこに心強さを感じつつも、「ほんまかいな?」と思ってしまうのが、普通の人の普通の受け止め方、つまりは人情というものでしょう。そして少し落ち着いて考えた後に「どうしてそのようなことが言えるのか?」という疑問が湧いてくることでしょう。この疑問により詳しく答えるべく、般若心経は、次の段落以降へと展開していくのです。

第二節　五蘊と空　―実体的か空的か？―

（第二段落）

①舎利子
色不異空　空不異色　色即是空　空即是色　受想行識亦復如是

第二段落のこの部分は、前段落の五蘊皆空を受けた内容となっています。つまり〝私の世界〟を構成しているとされた、その五つの構成要素を個々に取り出して、それについて述べています。

舎利子、と呼びかけで始まっています。誰かが、舎利子と呼ばれる人物に呼びかけをして、その発言内容がその後の文章となっています。誰が呼びかけたのかとか、始まった発言は心経全体のどこまで及ぶのかなど、文章的には少々気になるところもありますが、般若心経の内容を大掴みに掴むという本書の目的からして、その辺はあまり気にせず、パスすることと致します。

前段に倣って和訳から入ってみましょう。

「舎利子よ！（まず五蘊の一つである色について述べるならば）色には空という性質が常に伴う。色には実体がなく、また実体のない在り方で（あるからこそ）色はある。そして、五蘊を構成する他の四要素、受・想・行・識についても同様のことが言えよう。」

人口に膾炙した〝色即是空〟ですが、この一句のみに着目しての理解は、極めて片手落ちと言わなければなりません。この一節は「色即是空」と「空即是色」が一対のセットになっていることがポイントです。そして、うつ者の切望する〝活き活きと生きて行きたい〟という観点からすれば、まずは「色即是空」を理解し、その上で後半の「空即是色」により力点を置いて理解をすることがとても大切なのです。これについては後ほど改めて触れることと致します。

さてこの段落のテーマは「空」です。前述の通り、予備的な知識やこれが言われる事情・背景を知ること無く般若心経の文章の字面・文脈のみから「空」の意味を捉えようとしてもそれは無理というものです。改めて述べるまでもないのでしょうが、よく言われるように「空」はいわゆる仏教のエッセンスであり、その輪郭を理解できれば、ある程度仏教を理解できたと言える程の基本的で重要な概念です。更に付言するならば、その教えの中にこの「空」が基調として在るが故に、仏教は他の世界宗教と呼ばれるキリスト教やイスラム教とは決定的に異なります。

【空とは?】

それでは「空」とはいったい何を意味する言葉なのでしょうか?

ごくごく大づかみな表現で、この問いに答えるとすれば、

①「空」とは、ものごとの存在のあり方を表現するための言葉であり

②(全ての)ものごとは、独立して存在しているのではなく、他と相互に関係しあってのみ存在し得るような、そのようなあり方で存在していることを意味する言葉である。

と言うことができましょう。

「空」を理解する大掴みの入り口に於いて、まずはこのように捉えることがとても大切かと思います。そしてこれについで同様にとても大切なことは

③存在のあり方を表現しつつ、「空」はひとの認識のあり方と密接に関連する言葉でもある。

ということです。

何やら難しい議論に入りつつありますし、できれば避けたいところですが、ここを外しての般若心経の理解はあり得ません。何故なら般若心経・智慧編では、一般的には哲学的とされるそのようなテーマが扱われているからなのです。自己に於いて、「ものごとはどのように

存在しているのか？」とか「ものごとはどのように認識されているのか」という哲学的な問題設定が元々あって、それに対しての答えが、この第二段落では示されているのです。

【実体とは？】

そしてここで、難しついでに、敢えて触れざるを得ない言葉があります。それは「実体」という言葉です。第一段落の岩波版の和文訳の中にも「・・が、その本性から言うと、実体のないものであると見抜いたのだった」として出てくる言葉です。普通の生活や仕事をしている中ではあまり使う機会のない言葉です。（実態ではありませんので誤解の無いように。）これも元々は哲学的な議論の中でよく使われる言葉であり、言語表現としては般若心経の文章のどこにも見当たらないのですが、「空」を理解する上ではとても役に立つ言葉なのです。

辞書（例えば広辞苑）の語意説明では

【実体】［哲］様々に変化してゆくものの根底にある持続的なもので、次々に現れてくる性質や様態の担い手と考えられるもの。

となっています。

本来が抽象的な言葉です。初めてこれを眼にした人にとって、このような語意説明を読んだとしてもなかなかピンと理解するのは困難なことかもしれません。そこでこの定義に叶う実体の具体例を示してみます。

ひとつ目は元素が考えられます。あの化学の授業で元素表などとして出てくるあの元素です。水として目の前にあるものも元をただせば、水素と酸素の化合物、といった場合のこの水素や酸素が水の実体ということができます。普通には直接目にすることはできませんが、水の構成要素として両者は化合してしっかりと水の存在を支えています。二つ目の例で言えば、キリスト教における神がここに言う実体に相当することでしょう。信徒にとっては、唯一で絶対的、つまり他から独立していて永遠に変わる事無く存在し続け、森羅万象をコントロールしている、という意味でこれ以上の実体はないのかもしれません。辞書の定義と具体例を合わせて考えれば、実体のニュアンスは掴めることと思いますが、念押しの為、そのニュアンスを整理しますと、確かなもの、他から独立しているもの、変化することなく永続するもの、これ以上分けることのできない不可分なもの、などが実体の特徴と言えましょう。

人にとってこの実体とはとても魅力的なもののようです。ここに示した実体の特徴に「愛」とか「慈悲」とかが加えられれば、すぐにも「エホバの神」や「阿弥陀如来」を思い起こす事ができます。このように実体には、これに頼り、根拠とすることにより、自分がより確かなものとして生きていける、と思わせるところがあるのです。

ところが般若心経に於いては、このひとにとって魅力的であるはずの、実体若しくは実体的なものが否定されているようなのです。それでは否定されたその後に、一体どのようなことがあり得るというのでしょうか？　このことについて、第二段落では特に触れられてはいません。それについては第三段落に委ね、第二段落の主旨は、ものごとのもととなるものが〝空〟的であること、別の言い方をすれば、実体がないことを徹底して強調することにあります。その最初の表現がここで示された五蘊の〝空〟性でした。

【五蘊の空性】

さてここで、五蘊の空性について説明を加えましょう。五蘊とは私若しくは私の世界を構成する五つの要素、色・受・想・行・識のことでした。個々の要素について、そのままでは、抽象的で内容が判りにくいと思われますので、ここは譬えで五蘊の各要素のイメージ化を図ってみます。

「私」若しくは「私の世界」を、フィルムカメラで撮った一枚の紅い花の写真に例えてみます。この紅い花の写真が出来上がるまでにはどのような要素が関係しているのでしょうか？要素といっても取り上げ方によって数や内容が色々ありそうですが、ここは五蘊の表現に即して考えてみましょう。

(i)色……（被写体である）　紅い花
(ii)受……（受光部・光の入り口である）　カメラのレンズ
(iii)想……（映像を定着・記憶する）　フィルム

(iv)行…………(ピントを合わせたりシャッターを切る)　意志や操作
(v)識…………(フィルムの)　現像やプリント

目の前にある一枚の写真が出来上がるまでに、関係するものごとを列挙していくと、以上のような挙げ方ができるかと思います。そしてこの譬えにある写真ように、「自己」もまたこのような構成要素によって構成されていると般若心経は言っているのですが、ここでとても注意しなければならないことがあります。上記のカメラの譬えは、日本語である漢字の一文字ごとの文字が持っているイメージを、より具体的なイメージとなるように譬えとして示したものでした。

ところが般若心経の原語であるサンスクリット語に於いては、この色・受・想・行・識をむしろ極めて抽象的な意味合いで捉えることが本来の理解の仕方のようなのです。

「どういうことか?」

インドでは文化的な伝統として、現象として現れている「ものごと」よりも「ものごとをそうあらしめている、その背後にある実在」を見ようという傾向が顕著である、という説があります。日本に於いても、目の前にある森羅万象の背後に何か目には見えない大きな力が働いているのを感じ、それに対して漠たる畏敬の念を抱くということは、伝統的な心情としてよくあることだとは思います。しかしながらインドのそれは、日本のこれとは大いに異なっているようなのです。例えば、例に挙げた「赤い花」。日本人ならばそれを眺めていて、ひたすら美しいとか鮮やかだとか感じて、赤い花という現実・現象をそのまま受け止めるだけです。ところがインド人の場合は事情がどうも違います。ひとが「紅い花」をなぜ紅いと感じることができるのかというと、もともと「紅性」という抽象的な実在がまずあって、その紅性がたまたま現前する花と結びついて「紅い花」が具体的な現象として現れている、と捉えるというのです。日本人からすると随分と奇妙に思える、ものごとの捉え方です。しかしながら、このようにインドに於いては、ひとつひとつの個別・具体的な現象を一般的・抽象的な実在と常に関連付けて捉えるという、独特の文化的な伝統と精神的な風土があり、そのような伝統・風土の中から般若心経は生まれてきているのだと留意しておくことは、般若心経をより深いレベルで理解する為にはとても有益なことのように思われます。

というのも、これから触れることになる智慧編第二段落の中盤では「法」という、日本人にとっては、意味内容が非常に捉えにくい言葉が二度ほど出てくるのですが、この事情を予め念頭に入れておけば、相応に理解が進み易いのではないかと考えられるからです。

【空的と実体的】

さて、第二段落①の重要表現である「色即是空　空即是色」に戻り、改めて言及してみます。

(B 図)　(A 図)

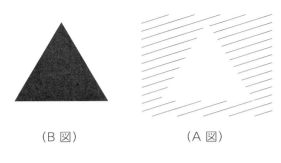

図 -3

まず「色即是空」について。次の図 - 3に於いて、A図とB図のどちらが「空」という表現によりふさわしい図形だと思いますか？

このページ上に存在する三角形として、両者は同じ形同じ面積です。その意味では両者はまったく同一です。存在することについて、両者に相違はありません。つまり「有るか無いか」と問われれば両者とも「有る」に決まっています。それでは両者の相違はどこにあるのでしょうか？　見ての通り、存在のあり方に大きな相違があるのです。

その違いを言葉で表現するならばA図は「空」というあり方で「空的」に存在しているし、B図は「実体」に近いあり方、A図よりも、より「実体的」に存在している、ということができます。このことを別の言い方で言えば、A図の三角形は独立して存在してはいません。周りにある斜線の存在とその位置関係によって、つまり他と互いに関係し合うことによってのみ存在しているということができます。これに対し、Ｂ図の三角形は独立して存在しているように見えます。（紙面への印刷によって存在している、という意味ではもちろん完璧に独立しているとは言えませんが。）どこからも影響を受けず、今後も確固としてこのままの姿で、つまりあたかも実体であるかのように存続できそうな気配が感じられます。般若心経の立場からすれば、本来的にものごとはＡ図のあり方であるはずなのに、人はつい、まるでＢ図のあり方であるかのように勘違いをしてしまう、そのことを端的に指摘し、誤解・錯覚を戒めているとも言える表現が「色即是空」なのです。

それでは一対の表現としてある「空即是色」にはどのような意図が込められているのでしょうか？　ここは「空というあり方であるが故に色は有り得る」と理解するのが妥当な受け止め方、と考えられます。このことを同様に図－4に示してみましょう。

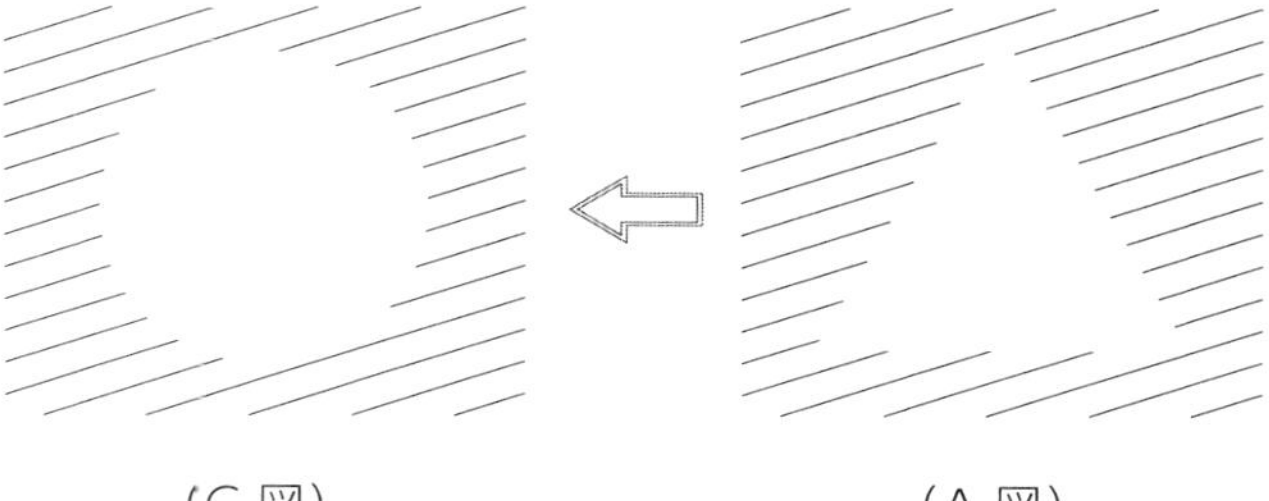

図 -4

先程掲げた「空というあり方」であった三角形A図が、「空というあり方」の円形C図に変化しています。三角形Aは周りの斜線の存在とその位置関係によってのみ存在し得たわけですが、そのような存在のあり方であったからこそ、斜線の移動によって、空的な「色」である円形に転化し得たのです。「空即是色」の意味合いは、このように捉えることができます。

一方、B図のあの実体的な三角形の場合には、どのようなことが起こり得るのでしょうか？　B図の三角形は他との関係は持たず、「実体的なあり方」で独立して存在しています。何か他から働き掛けを受けたとしても、テコでも動かないといった気配があり、その意味では確固としていて安定的です。ということは形を変えて、円形に転化するようなことは起こりそうにもありません。このことを人は、どのように受けとめたら良いのでしょうか？　人情としては、あなた任せで不安定な三角形よりも、独立していて安定的に見える三角形のようにありたい、と思うのが自然な受け止め方なのかも知れません。

しかしながら、般若心経の立場はハッキリしていて、不安定な三角形を支持しています。単に支持しているだけではありません。積極的に謂わば「不安定だからこそ、そこに新たな変化と活路があるのだ」と説いているようなふしがあります。「空即是色」にはそのような意味合いが込められていると考えられるのです。そのことはこの智慧編第二段落の後半部から最終段落である第三段落にかけて、明確なかたちで提示されることになります。

第三節　法　―自己を支えるもの　構成要素と教説と―

②舎利子
是諸法空相　不生不滅　不垢不浄　不増不減

この一文は般若心経の中で最も難解なところであると感じています。法について、又不生不滅について、解明を進めていくに際し、気を付けていないとすぐにも横道や迷路に入っていってしまいます。大掴みに般若心経の内容が解ればよい、という本書の意図からすれば、あまり深入りは避けたいのですが、ミニマムレベルの言及は必要と考え、触れていきます。

さて、ここでは、般若心経「智慧編」全体を理解する上でも、是非ともクリアーしておかなければならない重要な課題が提示されています。それはこの文章の中に現れる「法」（サンスクリット語で〝dharma ダルマ〟と表現されます）とは何か、という課題です。何故なら「法」の意味合いを知ること無くして、いくらこの一文及び以後の段落部分に挑んでも、大いなる当惑と誤解を招くだけでしょうから。

まずは辞書の中では、法がどのように意味付けられているかを確認しておきましょう。

広辞苑では一般的な意味として

【法】①物事の普遍的なあり方・物事をする仕方　②社会生活維持のための規範

などとなっていて

仏教に特有の意味としては

【法】①性質・属性　②状態・特徴　③存在するもの　④存在の分類　⑤道理・真理　⑥仏陀の教え　等となっています。

念のため、岩波版仏教辞典によれば

【法】サンスクリット語のdharma（ダルマ）：〝保つ〟という語根から成立した言葉。①法則・正義・規範　②仏陀の教法　③徳性・属性　④因　⑤事物およびその構成要素

となっています。

我々が普通にこの言葉を使う際には、「法則」であったり「方法」であったり、「法律」であったりして、ほぼ広辞苑の一般的な意味付けに対応した理解や使い方をしているのですが、仏教辞典にもある通り、仏教の中ではそれとは相当に異なる、特有の意味付けがされている部分があるようなのです。特に「法」を〝存在するもの〟とか〝存在の分類〟とか〝事物の構成要素〟などの意味合いでこの言葉が使われるとは、とても意外な感じがすることでしょう。

また、とても紛らわしいことに、この〝存在するもの〟の意味合いで成り立つ熟語として〝諸法〟という言葉・単語があり、広辞苑では仏教に特有なその意味として、

【諸法】宇宙間に存在する有形無形のあらゆる事物。とされています。

なにか、とても大層なことのように思えてきましたが、ここでのポイントは、「法」には相当に幅の広い意味があり、従ってこの言葉に関しては、それが使われる文脈に即して適切な意味合いで捉えるようにしないと、文章全体の理解が大きく異なってしまうということです。そこでその注意・留意をしつつ、般若心経のこの文章及びこの段落全体について見てみると、前段落からの流れからして、「構成要素」の意味合いとして捉えるのがまずは妥当なようだ、ということになります。

辞書的な理解としては以上の通りなのですが、もともとインド人以外の人々にとって、相当に意味の掴みづらい言葉であると思われるので、更にこの言葉の輪郭・意味合いを追ってみます。仏教辞典によれば、「法」の原語はサンスクリット語の「dharma ダルマ」であり、〝保つ〟という意味合いを持つ語根から派生したとのことでした。このことを手掛かりにしてこのインド特有な言葉の理解をもう少し深めてまいりましょう。

インドでは文化的な伝統として、現象として現れている「ものごと」よりも「ものごとをそ

うあらしめている、その背後にある実在」を見ようという傾向が顕著である、との説を紹介しました。そしてこの傾向はサンスクリット語という言語の特徴にハッキリと現れているとのことです。どういうことかというと、抽象名詞が際立って多い言語であって、名詞であれ形容詞であれ接尾辞さえつければ、すぐにも抽象名詞が出来上がる、そのような構造をもった言語だというのです。抽象的な言語が豊富にあるということは、議論をするに際し、そうでない言語に比較して抽象的な議論になり易い、つまり具体的なイメージの掴みづらい議論になりがちであろう、ということが予想できます。筆者としては、この説を知った上で、改めて般若心経を見直してみた時に、ある種の納得がいくような気が致しました。

さてそこでその納得した内容を踏まえ、日本人とインド人の国民性・文化・言語の相違を意識しながら、「法」についての関係図を次の図－5のようにまとめてみます。

この図に沿って、ひとの認識過程を、日本人とインド人の場合について比較してみましょう。

【日本人の場合】

①ものごとをものごととして、ありのままに認識する。目の前にある紅い花は具体的・個別的な紅い花としてそのまま受け入れる。

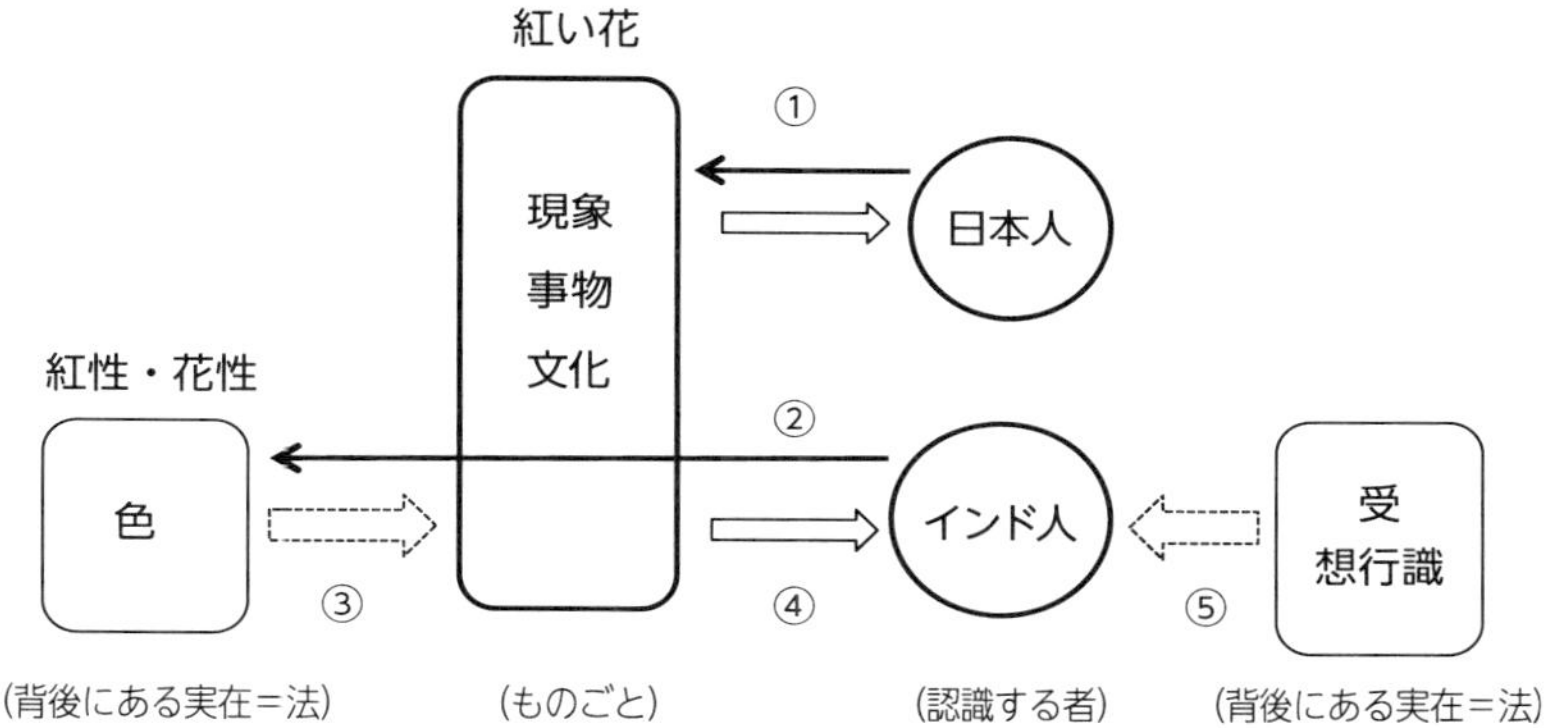

図 - 5

【インド人の場合】

②ものごとを認識するにあたって、まずものごとの背後にある実在・「法」（＝色）に着目する。

③「法」である色（紅性・花性）がものごと（紅い花）を支えて（保って）いるのを知る。

④紅性・花性を意識しつつ、目の前の紅い花を認識する。

⑤インド人（これもものごと）の背後にも受想行識という法があって、その認識を支えている。

図を示しその解説を試みても、いかにも図式的であるし、実際に現実のインド人がこのような経過を経て認識をしているのかどうかは筆者自身も確信が持てません。その意味では信憑性について、怪しげなものがあるとあらかじめお断りしておきます。しかしながら、この図には般若心経の内容をより深く理解する上での良い手掛かりが提供されている、と考えています。

般若心経に於いても「ものごとの背後には実在するものがある」ということを前提としています。それは冒頭の段落で「五蘊あり、そしてそれは空である」と観自在菩薩が悟ったところにハッキリと示されています。冒頭の段落で「蘊」という言葉で表現されていたものが、本段落では「法」という表現に置き換えられていますが、概ねの意味するところは同じと考えてよいでしょう。そしてここはとても肝心なところですが、この「法」が空である、というのが般若心経の主張です。あまり「法」などというものを意識することのない日本人にとっては、上図に示されている「ものごと」が空なのだ、とつい捉えがちなのですが、それは般若心経の文脈においては正しくありません。「ものごと」が空であるのは当然のこととして、それを支えている「法」もまた空である、というのが般若心経の真意です。

つまり、この段落の文章の中でこれから順次具体的に列挙をされていく眼や耳などの表現は、「ものごと」としての眼や耳ではなく、様々な「法」の中の一つ一つにそれぞれ名付けられた呼称であって、それらが空的である、つまり空というあり方で在るということを提示し、主張することがこの段落の内容となっているのです。

それでは何故「法」が空である、ということがここで繰り返し強調されなければならなかったのでしょうか？　そこには大きな歴史的背景がありますが、少し説明が教学的になりますが、これを知っておくと般若心経の理解が一層進むと思い、触れてみます。

この段落部分は大品「般若波羅蜜多経」に由来するということは前述した通りですが、その経典が成立した当時、仏教を奉じる人たちの間で教義上の大きな意見対立が発生していました。それまで主流派とされていた人たちが唱えていた説によれば、「ものごと」は空だが、誰もがその存在を認める「法」は実体的である、つまり実体的なあり方としてある（仏教の表現で言えば、〝有（う）〟と表現します）、というのが通説でした。常識的な見方からすれば極めて当然、妥当な見方に思えます。何故ならば、移ろいやすい現実の個別的・具体的な「ものごと」の背後に、それを支える「法」という極めて抽象的なものを想定した以上、それが普遍的で実体的なものでなければならない、と人々が期待するのはごく当然なことと思えるからです。そのことはキリスト教徒にとっての「神」を例にして考えてみても、すぐに了解のできることかと思います。人の眼には見えないけれども、世界の森羅万象を統べているとされる「神」の存在を認め、受け容れた人達にとって、「神」が実体でないはずはありません。それと同様に「ものごと」を支えているとされる「法」についても、その実在を受け入れた以上、それが実体であるはずだと、人々が期待し捉えようとすることは、極々自然な心情であったと見做すことができるでしょう。

ところがその主流派の見解に大いなる異を唱えたのが、この「般若波羅蜜多経」を奉じる人々でした。「法は有ではなく、空である」と明確に主張したのです。そのことがこの段落の冒頭、「諸法空相」としてハッキリと表現されているのです。（この文脈での諸法とは熟語としての〝諸法〟つまり「ものごと」ではなくて、「法」の複数形、つまりひとつひとつの法のそれぞれは、という意味合いで捉えておくことが極めて大切です。）

教学的な歴史を少し跡付けることによって、「諸法空相」の意味の概ねは了解ができることかと思います。しかし、難しいのはそれに続く「不生不滅　不垢不浄　不増不減」の文章です。

この表現の主語は諸法であると見做して良いでしょう。それが不生不滅であるというのは、一体どのようなことを言わんとしているのでしょうか。様々な解釈が可能なこの表現を実感として受け止める為には、生活を律し瞑想体験などの修行を積み重ねることが必要であって、その上ではじめて直観的に把握が可能となるのではないか、と筆者などは思ってしまいます。但し、これまでの文脈を踏まえ、敢えてそのニュアンスを示すならば、「生じるとも言えないし、滅するとも言えない。空である法は言葉でその輪郭を描くことなど、できはしない」とでもなるのでしょうか。不垢不浄　不増不減の表現についても同様な捉え方になるかと思います。

この段落冒頭の一文は、本来的に哲学的な内容と更にそれを超える内容とが盛られている、と思われるのでこれ以上の深入りは避けることと致します。

ここまで記したことを了解してしまえば、この段落全体を大掴みに捉える上での理解と準備は整ったということになります。それでは、これに続く本文のそれぞれの「法」の具体的な内容について、説明を加えてまいりましょう。

この段落の残りの部分を、先述の仏教辞典の語義説明を意識しながら見直してみると、二つのグループに分けて理解するのが適切であると思います。それぞれについて見てみます。

(1)「構成要素」としての法（蘊）の空性

③ 是故空中
　無色無受想行識　無眼耳鼻舌身意
　無色声香味触法　無眼界　乃至無意識界

仏教の中で法が教理上の問題とされ出した最初の段階では、まず五蘊という五つの法から教理が組み立てられました。その後その内容が細分化され、また構成要素が及ぶ範囲は自己の領域だけではなく、森羅万象の領域に及ぶまで拡大されるという経過を辿りました。どの

ようなことかというと

色・受・想・行・識の五蘊（法）のうちまずは(i)色と(ii)受にスポットが当てられ、その内容がそれぞれ六つ、計12の法に細分化されていきます。

更に五蘊の中の(iii)識に着目して、これを(ii)受の区分に応じて細分化し、受と識を合成したような法が唱えられ、この六識を加えて合計18の法が設定されることとなりました。

これを表にまとめてみますと以下の通りとなります。

【六境】

(i)色
- ①色
- ②声
- ③香
- ④味
- ⑤触
- ⑥法

【六根】

(ii)受
- ⑦眼 ↓
- ⑧耳 ↓
- ⑨鼻 ↓
- ⑩舌 ↓
- ⑪身 ↓
- ⑫意 ↓

【六識】

(iii)識
- ⑬眼識＝眼＋識
- ⑭耳識＝耳＋識
- ⑮鼻識＝鼻＋識
- ⑯舌識＝舌＋識
- ⑰身識＝身＋識
- ⑱意識＝意＋識

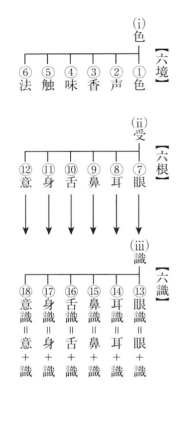

一見　常識的で極めて判り易い細分化に思えますが、注意が必要なところもあります。まず色について。同じ色という表現ですが、細分化される前の(i)の〝色〟は人が認識できる対象全般を指し示す語として扱われていましたが、細分化された後の①の色はまさに眼で感知・認識できる色や形のある限定された対象を示す語として意味合いが異なっているのです。広義の色と狭義の色との違いと捉えればよいかと思います。同様のことは〝法〟という言葉についても言うことができます。法のもっとも広い意味は、あらゆるものごとの背後にあってそれを支えているものの総称でしたが、色・声・香・味・触と並んで示されている⑥の法は相当に限定されていて狭義の法といえます。この狭義の法に対して、認識する側の受のグループの中に、五感に加えて、⑫の意という法が対になるものとして新たに設定されていたりします。この12の法は総称して12処と呼ばれています。

次に(iii)の〝識〟という法も六つに細分化され(ii)受のグループの法と組み合わせて、その意味では合成された法というものが設定されていきます。例えば識と眼が組み合わされれば、そこに眼識という独自の法が成立するというわけです。このグループの六つの法を先ほどの12処に加えて、全体が十八界と呼ばれたりします。

このように法の細分化を進め更に対象とする領域を順次拡大することによって、その後、この法の種類と数は実に75（五位七十五法と呼ばれます）までその数を増加させていきました。率直に言って、非常に煩瑣な内容にも思えますし、ここではこれ以上の言及を控えます。肝心なことは、この段落に出てくる、無色声香から無意識界までに⒁〜⒄は省略されています）至る「各々の法が実体的ではない、空である」そのことを示すために、無という言葉を接頭語のように使って否定的に表現しているということです。

従って、この部分について、〝ものごと〟がテーマになっていると誤解し、かつこの〝無〟を、有るか無いかの無と捉えてしまいますと、「（ものごととしての）色も無く声も無く・・眼も無く耳も無く」と理解してしまうことにつながり、現にものごとに囲まれていてそれらを眼や耳で認識しながら生活をしている人々にとって、「この文章は一体何を言いたいのか解らない」と感じてしまうことになってしまうのです。

(2) 教説としての法の空性

④ 無無明　亦無無明尽　乃至無老死　亦無老死尽
無苦集滅道　無智亦無得

この文章に於いては、構成要素の法ではなくて、仏教辞典における語義でいえば、仏陀の教法としての意味合いの法が取り上げられています。ここでは仏陀の二つの教説が対象となっていますが、ここでも無という言葉を接頭語のように用い、それらの教説が空である、つまり実体的ではないと表明しているのです。

(i)十二支縁起の法

まず人の苦がどの様な経過を辿って生じるのか、そのプロセスに12の段階を設定して説く、十二支縁起の教説が取り上げられています。ここでも文章表現上、相当な省略がされているので、それを省略される前の形で示してみると、

無 **無明** → 行 → 識 → 名色 → 六入 → 触 → 受 → 愛 → 取 → 有 → 生 → **老死**
（行～生：**乃至**）

⇐ **亦** ⇐　　　　　　　　　　　　⇐ **亦** ⇐

無 **無明尽** → 行尽　識尽　名色尽　六入尽　触尽　受尽　愛尽　取尽　有尽　生尽 → **無** **老死尽**
（行尽～生尽：（**乃至**））

となり、太字で示したところが本文に表現されていて、網かけした部分は省略されており、乃至という一語で代弁されているのです。

この十二支縁起の教説のポイントは、無明（知っておくべきことを知らないこと）であることが、あるプロセスを経て最終的には老死（に伴う恐怖や不安によって引き起こされる）の苦を生じさせる、ということを主張していることにあります。

そして無明が尽きて（無明尽）、つまり明知を得れば、結果として老いることや死ぬことへの恐怖や不安が解消し、苦から解放される、（老死尽）とも言っているのです。

十二支の途中の各段階（行・識・名色など）については、般若心経の成立当時の仏教徒が唱えていたことで、それ以前はもっと少ない過程、例えば十支とか七支とかの設定がされていたのかもしれません。各々の支毎の解説については諸説ありますが、心経本文に倣い省略することとします。しかしながら、十二支縁起という言葉の中ある〝縁起〟については大切なところですので最小限の説明を加えておきます。

縁起とは、因縁生起、つまり多くの原因や条件が、より集まって現象が生じることを意味する言葉です。俗に「縁起が良い」とか「縁談」とか「信貴山縁起」といったような使われ方もされていますが、本来は仏教の最重要概念のひとつです。物事がすべて相依相関関係によって成り立っていることを意味する言葉であるので、文脈によっては殆ど「空」と同じような意味合いで扱われる場合があるのです。

(ii) 四聖諦の法

四つの聖なる真理と呼ばれる教説です。具体的には「苦集滅道」と表現されていて各々は

(イ) 苦……人生の基調は苦であるという真理。

(ロ) 集……人生が苦である原因は、現象に執着をしてしまう、ひとの煩悩の中にあるという真理。

(ハ) 滅……執着・煩悩から離れて、苦を滅却することはできるという真理。

(ニ) 道……そのための手段・方法（八正道）があるという真理。

その八正道とは

正見　正思　正語　正業　正命　正精進　正念　正定　である。

般若心経に示されたこの二つの教説としての法、縁起の法と四聖諦の法は、仏教の基本中の基本とも言うべき内容を含んでいます。これを外しては仏教では在り得ないと思われるような、そのような法に対し、般若心経はここでも無という言葉を使い、それが空である、実体的ではないと言い切っているのです。どのような意図・真意があるというのでしょうか？

自らの根幹となるようなことをまるで否定でもしているかのような言い方は、止まることを知らないように思えます。

そして、この段落の最後段では、まるで駄目を押すように、「無智亦無得」とまで言っています。実体としての智慧も無いし、ましてやそれを会得するということもあり得ない、というのです。構成要素としての法が実体的でないということまではなんとか了解できたとしても、「仏陀の教え」としての法まで実体的ではないとして、そのうえ更に「会得できるものは何もないよ」となってしまっては、身もふたもない、なにか大きく梯子を外されたような気さえしてしまいます。とても納得できることではありません。

何か特別な意図・思惑・事情があってのことに違いない、と思うべきでしょう。

それでは、これは一体どのような文脈に載せて理解すればよいのでしょうか？

第四節　無所得　―筏の喩えと心の構え―

前節の内容理解に資すると思われる、有名なお経があります。筏喩経（ばつゆきょう：筏の譬えによって説かれたお経）といいます。

お釈迦様は教えを説くに際し、それをたとえ話に託すことをよくされたという話が伝わっています。そのたとえ話の中のひとつなのですが、内容があまりにも巧みに思え、筆者には、これはお釈迦さまが実際に語られた、その意味でお釈迦さまの肉声に相当に近いお経（経頭と経尾の解説的部分は後補のようですが）なのではないかと思えてなりません。少し長くなりますが、全文を示してみましょう。

「比丘たちよ、わたしはお前たちの為に長夜に筏（いかだ）の喩（たとえ）を説くが、それは捨てさせようと思うが故であり、受けさせようと思うが故ではない。

谷川がある。甚だ深く、極めて広い。流れは速く、多くの波が立っているが、それを渡る為の舟も無ければ橋も無い。ある人が来て、向こう岸に用があるので渡ろうと思った。彼は渡る方法を探していて、こう思った。『今、この谷川は甚だ深く、極めて広い。流れは速く、多くの波が立っているが、それを渡る為の舟も無ければ橋も無い。私は向こう岸に用があり、渡りたいのだが、どのようにすれば、安穏に向こう岸にわたることができるだろうか？』と。そしてまたこう思った。『私は、いまこの岸辺で草木を取り集め、それを縛って筏を作り、それに乗って向こう岸に渡った方が良いのだろうか？』と。彼はすぐさま岸辺の草木を取り集め、それを縛って筏を作り、それに乗って向こう岸に渡った。

安穏に向こう岸に渡ると、彼はこう思った。『いま、私のこの筏は大変に役に立った。この筏に乗れたので、私は安穏に向こう岸よりこちらの岸に渡ることができた。私は今、むしろこの筏を右肩の上に置き、或いは頭上に載せて立ち去る方が良いのだろうか?』と。彼はすぐさま筏を右肩の上に置き、或いは頭上に載せて立ち去った。このことをお前たちはどう思うか? 彼はこのようにしたのだが、この筏ははたしてその後も役に立ったのだろうか?」その時、比丘たちは答えました。「いいえ、そうではありません」と。

これに続き、世尊は説かれて、「もし、この人が『この筏を(これからも)役に立てるにはどうしたら良いのか?』と思ったとしたら、この人はきっとこう思ったに違いない。『いま、私のこの筏は大変に役に立った。この筏に乗れたので、私は安穏に向こう岸よりこちらの岸に渡ることができた。私は今、むしろこの筏をつなぎ止めて浮かべておき、或いは岸辺に引き揚げておいてから立ち去った方が良いのではないだろうか?』と。そしてこの人はすぐにこの筏をつなぎ止めて浮かべておき、或いは岸辺に引き揚げておいてから立ち去った。このことをお前たちはどう思うか? 彼はこのようにしたのだが、この筏ははたして役に立ったのだろうか?」と。その時、比丘たちは答えました。「役に立ったはずです」と。

世尊は告げられて「その通りである。わたしはお前たちの為に、長夜に筏の喩えを説いたのは、捨てさせようと思うが故であり、受けさせようと思うが故ではない。もしお前たちは、わたしが長夜に〝筏の喩えの法〟を説くのを知ったならば、当然この法さえ捨てなければならない。ましてや法に非ざるものであれば尚更である」と。

あまり余分な解説は不要と思われるほどの判り易いお経のように思えます。「法」を空ではなく、実体として捉えてしまうと、あの激流の中で身を守ってくれた筏を実体視してしまい、それが常に自分を支え護ってくれるものと思い込んでしまって、ついには筏を肩に担いでしまった、あの人と同じような間違いを犯してしまいますよ、と言っているのです。

このお経、筆者が数多あるお経の中から個人的な好みや都合で引用しているわけではありません。般若心経に先立って金剛般若経という経典が成立をしているのですが、その経典の中でも「筏の喩えの法門」として引用をされているのです。般若経典を奉じる人々とって、とても意味深いお経だったことが推察されます。その主旨を踏まえて本段落の理解を進めるのが妥当だと考える所以です。

そこで心経本文に戻り、無苦集滅道について改めて考えてみましょう。

この段落の冒頭で、諸法空相と宣言した以上、たとえ仏教の根本となる教義である「四聖諦の法」にあっても空であり、実体では無いこととなります。従って、それは誰に対してもまたどんな状況・条件下においても常に役に立つ、万能のような効果を発揮するものでは在り得ないのです。言い方を替えれば、ひとがそれぞれ抱える個別的・具体的な課題や問題に対してこの法を活かすとすれば、ひとそれぞれの工夫がその都度必要であり、その工夫を伴ってこそはじめて法が意義を持つ、その意味において法は実体的ではなく、空的に捉えられなければならない、と言っているのです。

そして、ここには併せてとても大切なポイントが示唆されています。それは法についてのみ語っているように見えて、実は法に対して必要とされる、ひとの〝心の構え〟とはどの様なものであるべきか、についても語られているのです。そのことは無智亦無得という、少々過激とも思える言葉に端的に現れています。絶対的で固定的な智があって、それを得てしまえばすべて解決などというそんな智は在り得ない。それが真実であるにもかかわらず、そのような万能な智をつい求めてしまいがちなのが人の常。そのようなひとの心の傾向・姿勢を、厳しく戒めているのが「無智亦無得」なのです。

さて、ここで般若心経の経題について改めて考えてみましょう。経題はサンスクリット語の原文には無くて、漢訳が為される経過の中で付されるようになったと言われています。その経題も様々で、例えば鳩摩羅什の「摩訶般若波羅蜜大明呪経」から玄奘の「般若波羅蜜多心経」へと変遷を辿ったのですが、〝心〟経に替わった意味合いについて諸説あるようです。この〝心の構え〟に着目し、重点をおく立場に立つならば、呪(真言)経から心経という表現に落ち着いた経緯や意図が、それなりに理解できるのではないでしょうか。

第五節　涅槃

—顛倒夢想からの脱却—

（第三段落）
以無所得故　菩提薩埵　依般若波羅蜜多故
心無罣礙　無罣礙故　無有恐怖　遠離一切顛倒夢想　究竟涅槃
三世諸仏　依般若波羅蜜多故　得阿耨多羅三藐三菩提

(1) 智慧編における般若波羅蜜多とは？

① 以無所得故　菩提薩埵　依般若波羅蜜多故

前段落からの文脈の流れからして、この段落の冒頭にある〝以無所得故〟はとても効いている一句です。法隆寺にあるサンスクリット版の般若心経にはこの表現が無いとのことですので、これも翻訳・流布の経過の中で、誰かが何処かで付け加えたものと思われます。心経解説の論者によっては、無用の追加であって、表現がくどくなることから、無くても良いのではないかと評する向きもあるようです。しかし、筆者はこの追加は般若心経智慧編全体に関わる必須の接続句であると考えています。それは意味の流れからしても、また文章の流れからしてもこの般若心経智慧編の核心部分を形成していると思っているからです。

この〝以無所得故〟が前段落の無智亦無得に呼応していることは明白ですが、単に語句間の呼応に留まるだけではありません。舎利子という最初の呼びかけから始まり、無智亦無得で終わる、第二段落の全ての内容をこの一句で受け止めている、と捉えることができるのです。第二段落の内容を要約すれば、諸法空相という〝智慧〟と無智亦無得という〝心の構え〟に関するものでした。その両者が相俟って整った状態、それをここでは〝無所得〟と表現している、と考えることができます。そして、この「無所得」こそが、これに続く〝般若波羅蜜多〟つまり「智慧の完成」と同じ意義である、と捉えることができるのです。ここを核心部分と言ったのは、その趣旨です。

この〝以無所得故〟という表現が効いている、そのことを文章構成の観点からも指摘することもできます。第二段落には〝空〟という表現が頻出しますが、〝般若波羅蜜多〟の表現は全くありません。一方、第三段落は〝般若波羅蜜多〟という表現が二度ほど現れてきますが、〝空〟の表現は一切ありません。従ってもし、この〝以無所得故〟が無かった場合には、（第一段落前文に簡略な表現で両者の繋がりが暗示はされているものの）なんとなく関連の判りにくい第二段落と第三段落とがいきなり並ぶこととなり、文章の流れが大分ぎこちないものになってしまうと思えるからです。

(2) 涅槃とは?

②心無罣礙　無罣礙故　無有恐怖　遠離一切顛倒夢想　究竟涅槃

般若波羅蜜多、つまり智慧が完成するとどのようなことになるのか、それがこの文章によって示されています。趣旨は真言編の中で既に述べていますが、第二段落との関連に配慮をしながら、解説を補足します。

まず、般若波羅蜜多（智慧の完成）の状態若しくは心境に達すると、心には何のしこりやこだわりも無くなる、と言っているのですが、（ここで初めて〝心〟という言葉が本文に出てきます）しこりが無くなると心の持ち様はどうなるのでしょうか？　そこでは恐れることも無く、（空的であるものを実体的なものと見做してしまうというような）錯覚に陥ることも無くなり、ひいては極めて安定して穏やか心の持ち様に至る（〝苦〟から脱却できる）、つまりは涅槃に達することとなる、と言っているのです。

③三世諸仏　依般若波羅蜜多故　得阿耨多羅三藐三菩提

この文章は言わば、そのダメ押しを改めて行っている、と見做すことができます。

第六節　智慧編のまとめ

それでは智慧編の章をおえるにあたって、これまで説明してきた内容を踏まえ、般若心経智慧編の全文の和訳を示してみましょう。

「観自在菩薩と呼ばれる修行者が、智慧の完成を目指して真摯に修行を重ねていたが、ある時、自己や自己の世界が五つの法によって支えられており、かつこれらの法が空的存在であることを感得した。その結果として（心の持ち様が大きく変わり）、一切の苦しみから脱却することができた。

『舎利子よ、五つの法の中の一つである色について言えば、色と空は表裏一体という意味では異ったものではない。色は空的な在り方で在り、実体という在り方で在るわけではない。また実体という在り方で無いからこそ、色を色たらしめることができるとも言えるのだ。他の四つ法である受・想・行・識についても同様の事が言えよう。』

『舎利子よ、諸々の法は空である、というのが真実の姿である。この空の観点からすれば、いずれの法も実体として生じるわけではないし、滅するわけでもない。また実体としてけがれていたり浄らかであったり、さらには実体として増えたり減ったりするわけでもない。このように法が空的である以上、実体としての色・受・想・行・識の五蘊（法）は在り得ない。また（この五蘊から派生した）法である眼・耳・鼻・舌・身・意の六根や色・声・香・味・触・法の六境さらには眼界から意識界に至る法も含めた十八界も実体として在るわけでは無い。

十二支縁起の法や四聖諦の法が実体としてあるわけでは無い。また（これらの法はこれを活かそうとする、ひとの不断の努力が必要あり、これを離れての）実体としての智慧やその獲得というものは在り得ない。』

（絶対的で固定的、唯一無二の）智慧の獲得などというものは在り得ない、との思いが定まれば、（それは心の構えも整った）般若波羅蜜多（智慧の完成）に至ったということになる。その故に、修行者のこころはしこりやこだわりの無い、無心の心境に達することができることとなる。ここに至ると、何事に対しても恐れることが無くなり、また錯覚や思い違いからも解放され、究極とも言える心の安らかさに達することができるのだ。

過去・現在・未来にわたり、ひとは般若波羅蜜多（智慧の完成）を通じて心の安寧を得、それによって仏陀（悟ったもの）と呼ばれる者となることができたし、できるのだ。」

第4章　うつ者と般若心経　―真言編―

これからうつ者と般若心経の関わりについて述べてまいりますが、その前に少しおさらいをしておきます。

〝うつ者〟とは、

・日常の生活を送るについて、大きな支障が無くなるまでには回復して来ているので、（うつ病の）病人とはもはや言えないが、頭のはたらき等が戻っていないとの思いが強く、自己評価が低いまま自信を持てない状態にある人。

・「かつての自分は壊れてしまった」との思いが根強く続いていて、何とかそのかつての自分を取り戻そうと悪戦苦闘をしているだが、取り戻すきっかけを見出すことができない人。

・気分の波はうつ病の罹患中の時程には大きくはないものの、憂うつ気分が抜けきれず、この状態が長く継続していることに疲れてしまい、若しくは馴れてしまい、活力の回復などほぼ諦めてしまっている人。

・脆弱な心理が不規則・断続的に生じてきて、ほんの少しのきっかけでうつ病を再発させてしまいがちな人。再発を繰り返せば絶望的になるのは自然な流れで、その意味では自殺者予備軍に含まれてしまうような人・・・・・のことでした。

そして、「そのようなうつ者に対し、般若心経はどのように作用するのか？」この疑問に対する本書の立場はハッキリしています。「般若心経はうつ者の復活(人生を肯定的に生きる)のきっかけを提供し、かつその復活を支え続けるもの」ということです。

そのことについて、これから順を追って触れてまいります。

第一節　真言編への期待と不審　—ジレンマからの離脱—

うつ者のうつ状態を三つの側面において捉えてみると、気分においては憂うつ気分、気力においては低迷かつ後ろ向き、心理においては何事に対しても(特に自己について)否定的。この三つが相互に作用しあい悪循環を起こしていて、なかなか脱却の糸口がつかめない。そのように捉えることができます。

それを図に示せば、図-6のようになります。循環構造ですから「どこか」で復活のきっかけをつかむことができれば、そのきっかけを次の局面に伝えることができるようになり、次第に好循環につながっていくことも期待できるのですが、その「どこか」が何処なのかが判ら

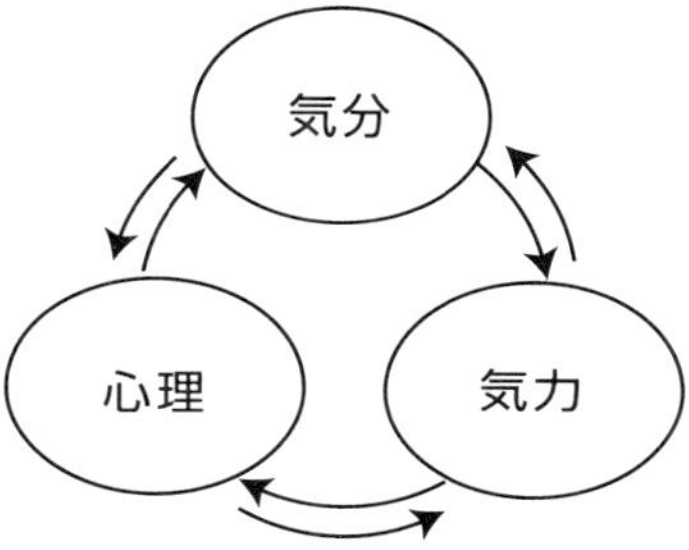

図 -6

ない。これは循環構造ですから、きっかけを掴めない限り、グルグルとまわり続けることになります。うつ者にとって、グルグル回り続けている自分を自覚していながら、そこを脱する手掛かりがなかなか掴めない。焦りと不安が入り混じる辛い状況です。

筆者の場合、その「どこか」は図の気力（の回復）にあったように思っています。そこできっかけを掴むことにより、うつからの脱却過程が開始されたように記憶しています。

一般的には、うつ者の状態にあるものが自らを叱咤し、ここにいう気力の回復につながるようなきっかけを直接的に求めたところで、望むような結果が得られるものでもないと思っています。力めば力むほど、却って望む結果から遠退いてしまうということになりがちです。筆者の場合、この気力の回復は予想外の経過の中からやってきました。

筆者がうつ者のさ中にあった頃、般若心経に出会った状況については、既に触れているところですが、その出会い以降どのようなことが起こったのか、それについて触れてみます。

うつ者として、改めて般若心経の経文に接したとき、「ここには何かありそう」という予感めいたものをまず感じたことを覚えています。次いで接してみて、「これは真言の勧め」を含む経文なのだな、ということはすぐに理解できました。筆者にとって、般若心経全体の内容理解についてはまだ入口の段階でしたので、前章智慧編で触れたような、空や法の内容は全く分からないものの、「真言の勧め」が明白に含まれていることは理解できました。

率直に言って困ってしまいました。「真言」と表現すれば聞こえが良いものの、般若心経本文の表現に即せば、「呪」。なにやら不気味さを感じさせるような文字ですし、それを俗な表現で言い替えれば、要するに「オマジナイ」のことでしょう。その「オマジナイ」が能除一切苦の効き目があって、そのことは真実不虚だと堂々と宣言しているのです。

期待感を持っていただけに、出ばなをくじかれる、そのような感じを抱きました。

確かに自分は今、いわば病み上がりではあるけれども、オマジナイによって何らかの良い結果を得たいとは到底思わない。オマジナイですから理屈ではないはずで、まるで信心から入る神頼み的な入り方は、心身の弱っているこんな時だからこそ、かえって避けたいというのが当初の率直な気持ちでした。

これまでも、出来るだけ理知的なことに拠って生きて来たつもりの自分が、ここで突然その路線を替え、易々と非理知的なものにのめり込むなどということは、ちょっと考えられません。とはいうものの、この非理知的と思われる部分を含む般若心経が１５００年を超える長い期間、人々から支持され伝えられてきたという厳然たる事実も無視できない。

そこでこの戸惑いについては判断停止、ここは棚上げにしておこう、というのが最初のスタンスでした。当時の筆者にとって、これに替わるものが特にあるわけでもないし、多少こころに引っ掛ることがあったとしても「何かあるはず」という淡い期待を抱いていたのがその時の状況でした。

一方では全く別の思いとして、この般若心経という経文を文章として捉えてみて、その整然とした力強さに、大いに惹きつけられている自分を感じてもいました。そこでこの文章としての魅力に着目し、何かを試みてみようとの思いを抱くようになりました。

その頃、外面的には日常的な生活を回復し、なんとか職にも就いてはいたのですが、どうも万全ではない。何が万全ではないかというと、頭のはたらきが万全ではないのです。思考が度々乱れ、考えが混乱して纏まらない、そのような時間帯がある頻度で発生する、そのような状況が依然として継続していました。

ＡはＢである。ＣはＤである。という2種類の理解内容若しくは記憶した内容があったとして、この理解内容を活用しなければならない場面がやって来た時に、ＡはＤであるとの理解に基づき物事を判断したり、ことを進めたとすればこれは勘違いを犯していることになります。しかしながら、結論が一旦は出ているわけなので、そこに迷いはありません。あとで勘違いがあったことに気が付いたところで、訂正すれば良い。勘違いによる不具合があったとしても、そこに不明なところはありません。思考が乱れるというのはこれとは少々事情が異なります。AがBだったのかDだったのか、そこに確信が持てないところから乱れが生じます。「Bだったような気もするし、Dだったかもしれない」と迷うわけです。このような感じですから、判断することに時間が掛かるし、何かためらいのようなものが常に伴うことになってしまいます。当然仕事をする上では色々な支障が出やすくなりますし、何とかお茶を濁したり、ごまかしたりしてその場を取り繕うのですが、ストレスも昂じてうつ状態が助長されるようなことも起こって来ます。こんな状態が日常的に続いていた中でしたから、般若心経の経文の整然さと簡潔さ、そして調子の力強さには全く圧倒されてしまったのです。

第二節　真言編の実践　―般若心経の念誦―

筆者の場合、般若心経との気持ちを込めた、つまり単に教養としてということではない、そのような付き合いはこんな状況から始まりました。

具体的に、それはどのような付き合い（?･）だったのか。

①般若心経の全文を暗記する。
②毎日必ず一回（朝起床時に）般若心経全文を念誦する。
③日常生活をしていて心理的ピンチに陥った時に真言を唱えてみる。

これだけ、これだけを行って付き合いを始めたわけです。①②③は同時期に始めたわけではなく、まずは①を行ってみてそれから②を始めてみる、というように結果的には段階を踏んで行うようになって行きました。それぞれの段階に応じてさらに説明を加えてみます。

(1)経文の全文暗記

経文の暗記をしてみようと思い立ったのには二つの目的がありました。一つは乱れた思考の回路を般若心経の整然とした回路を取り込むことによって、いわばそれをひな型のようにしてアタマの回路修復を図って行きたいということにありました。奇妙に思われるかも知れませんが、当時の筆者にとっては大真面目にそのように思ったことでした。従って、もし当時この目的に叶う整然とした文章が般若心経とは別に身近にあったならば、そちらの方を選んでいたかもしれません。

二つ目の目的は記憶力の回復でした。うつ病の渦中の時ほどではないものの、どうも物を憶えることが思うに任せない、そのように感じていた筆者にとって、般若心経は経文の長さもちょうど良いし、それを暗記することが回復のための恰好の課題になると思えたのです。ということで、頭の片隅に「般若心経の内容には何かがある」との認識が多少ともあったにせよ、この時点では般若心経の経文を、どちらかと言うと、単なる道具若しくは機能回復の為の手段のように捉えていたようなふしがありました。

苦労しながらも何とか暗唱できるまでになった時には、記憶できた満足感に加え、なにかほっとするような安堵感を覚えたものです。記憶しようとした動機は主にアタマの機能回復にあったのですが、当初考えていた回路がどうのなどということよりも、般若心経が謂わば確実に自分の中にダウンロードされた、そのこと自体が単純にそして少々嬉しい、そんな感じだったように思います。

うつ者として鬱々とした生活を送る中で、何とかきっかけを掴もうともがいている中で、般若心経に着目し、それを丸暗記しようと思い立ち、それを成し遂げた結果として小さな安心と喜びがもたらされた。その時にはそれ程の自覚は無かったけれども、いま振り返ってみると、そこで初めて回復へのきっかけを、待望のきっかけを掴みつつあったのかなあ、と思っています。

⑵般若心経の念誦

暗記してみて、次に考えることといえば、「これを忘れないようにしなければならない」ということになります。なにしろ２６２文字、それなりに苦労して憶えたのですから、そう簡単に忘れるわけにはゆきません。忘れない為に必要となるのは反復練習であり、想起を繰り返すことが肝心と考えるようになるのは自然な流れというものでしょう。

ここに至って、自分なりに生活上の工夫を試みてみようという気になりました。誰に相談するでもなくそのような気持ちになったのですが、せっかく反復するのだからこの際、「僧侶の真似事をしてみよう」という気持ちになったのです。真似事と割り切った上でのことですから気楽なものです。真似事の内容はとてもシンプルなものでした。

・毎日一回　般若心経をそらで（経典を手にして読むのではなく）唱えることにする。
・それを起床時に寝床の上で正座し、姿勢を正して手を合わせ、目を閉じておこなう。
・唱え方は朗読調。心で唱える念誦を主とし、声をあげる場合はごく控えめに行う。

唱えようとしたのは真似事ですが、唱え方を朗読調としたのは自分なりのこだわりがありました。記銘・想起の為により有効ではないか、との思いもありましたが、有難い経文というよりも、印象深い優れた文章というのが筆者の般若心経に対する当初の捉え方ですから、そのような文章は朗読するのがふさわしい、みたいな判断があってのことでした。僧侶が般若心経を読誦する通常のあのスタイルからすると、随分と異なる接し方ということになりますが、自分では「これもなかなか良かった」と今でも思っています。朗読を繰り返していると、この文章全体は本来とてもリズム感のあるものだということが判ります。リズム感ですから理屈抜き。心地よさが残ることになります。

第三節　念誦の手応え

日常的に日に一回、般若心経全文の念誦（朗読）を続けていると、生活や自分のこころに何か変化が現れていることに気付くようになりました。自分が何か明るい方向、正しい方向、元気が出るような方向に進みつつある、という予兆めいたものを感じることが出来るようになったのです。そんな次第もあり、そらで念誦している筆者にとって「般若心経の全体（全文）が真言」である、ということに結果的にはなっていました。

毎朝の念誦を始めてから暫く経ったある朝、念誦を終えて寝床の座から立ち上がろうとした時、「ヨシッ!」という声が聞こえました。心の中だけの声だったのか、実際に音声となっていたのか定かではありません。練習を積んだ運動選手が試合に臨む、そんな時に出てくるあの「ヨシッ!」をこの自分が発しているのです。うつ病者であったころ、そしてその後のうつ者として過ごして来ていた生活の中では、決して望むべくも、発するべくもなかった言葉が無意識に自然に出ていたのです。

そして念誦を始めてから3か月足らずが経過してみると、あれほど猛威を振るい、うつからの回復に大きな障害となっていた自己否定の感覚がきれいに消えていたのです。いつ頃から消え始めたのかは判らない。ただ気が付いたら消えていた、そのような感じでした。当初、この変化はうつ者としてなんとか凌いできた、それなりに頑張ってきた、その時間の経過の中で徐々に現れて来るはずの、いわばこころの自然治癒力が発揮される、そのようなタイミングと念誦の開始とがたまたま偶然に一致しただけではないのか、とも思ってみました。しかしその後、気を付けて念誦と心の動きに注目していると、どうも偶然とばかり言えない相関関係が、心の回復と毎日の念誦にはあるのではないかと思うようになっていきました。これに並行するように、頭の中の回路の混線によって生じているかのように思えていた、理解や判断の迷いも明らかに少なくなっていきました。

思わぬ展開です。もちろん、期待が全く無かったわけではありません。しかし駄目元感覚で始めた試みが、こんなに早く、また明白と思えるような結果をもたらすことになるとは。不思議さと驚きと喜びとが入り混じった、複雑な気持ちを抱いたものです。

この段階に至って、改めて〝般若波羅蜜多の呪〟、真言そのものに注目することになりました。いわゆるオマジナイとの認識を持っていたので、それまでは意識の上では保留、棚上げにしていたのですが、ここは予断の無い、素直なスタンスに立ち戻って接してみようと思い直すことにしたのです。

般若心経を仏教という大伽藍に配置された小さなお堂に例えた場合、真言はそのお堂に安置されている本尊に例えることが出来ましょう。本尊を軽視するのであれば、伽藍への、ましてやお堂の中への立ち入りは控えるべきということにもなります。既に自分がお堂の中に立ち入っていたのですから、ここはある意味問答無用、オマジナイがどうのこうのと言っている場合ではありません。ましてや自分の自由な判断と意思で始めたことで、なおかつ手応えを感じつつあることなのですから、真言に対し、畏敬の念を抱きながら注目をし直すのは当然のことかも知れません。

第四節　真言の念誦

般若心経の経文（全文）を唱えるのは日に一回限りですが、真言の念誦については適宜、というか気が向いたり、必要に応じて随時行うようになりました。毎日の経文念誦によって、念誦の効果を実感していたので、真言のみを念誦することについて、あまり違和感を感じることは無くなっていました。そんな感じで現在に至っています。

今、もし人から真言の念誦について「これまで、その効果はありましたか？」と、尋ねられたら、「あった」し「ある」、というのが筆者の答えとなります。常に、必ず「ある」とまでは言い切れないにしても、それでも確実に「ある」と感じています。

筆者はどちらかといえば、ひとの理知は大切にしたい、という立場で人間をやってきた積りです。信心があるとか無いとか、パワースポットがどうのこうのとか、心霊現象がどうで憑依がどうのとか等の話題についてはできれば今後も避けていきたいと思っています。そんな立場からすれば、この答え「ある」、は少々ツライものがあります。説明のつかない若しくは付け難いものを敢えて著述し、読者に伝えようとしているのですから、いろいろな意味で躊躇いもあります。

躊躇いがあるものの、ここは二つの理由から言及せざるを得ません。

ひとつ目の理由としては、心理的にピンチとなり追い詰められたような気分になった時に真言を唱えてみてそれがうつ者に効いたと感じている者（筆者）がいる、という事実があり、それを知って欲しいということがあります。どのような意味合いで効いたと感じたのかと言えば、まずは気力の回復に効いた、ということになります。ここに言う気力とは、気迫という意味合いをもちろん含みますが、より広く深い、ひとをして活き活きと生きる、そのような方向に向かわせるエネルギーの基のようなものを意味しています。つまり、ここに湧いてくる気力が、これまで負の方向にばかり向かっていた自分のエネルギーを、正の方向に180度転換させるのです。

これは単なる個人的な体験と感想（思い込み）に過ぎないのかも知れません。このように感じた者がいるのは事実であったとしても、感じた内容について、それが誰もが同じように体験出来て、同じように感じることの出来る、そのような意味での事実とは限りません。

筆者としては、ここは「へ～、真言についてそんな体験をした者もいるんだ」くらい、その程度の受け止め方をして頂けたら、敢えてツライ（？）思いをしてまで、このことに触れた甲斐もあったと言えるのですが・・・・。

ふたつ目の理由は、般若心経真言編の文章の構成・内容理解と密接に関わるところですが、故知般若波羅蜜多で始まる最終の第四段落に於いては、ギャーテイの真言の持つ素晴らしさと功徳が称揚されていて、先述の通り真言が本尊のように捉えられています。その為、真言だけに目が向かいがちとなるのですが、それは真言編の充分に正しい理解とは言えません。ここは真言編の冒頭の段落にある、行深般若波羅蜜多及び度一切苦厄の文章に、改めて目を向ける必要があるのです。

そこでは般若波羅蜜多(という名前)の真言を深く行ずることが一切の苦厄を度すことに繋がると言っています。真言は人によって行ぜられてこそ意味と意義を持つ、そのように理解することができます(ここにいう行ずるとは、真言を唱える、読誦・念誦することに他なりません)。真言と行(人の行為)は一対・ワンセットでなければならない、ここに真言編の真意があるように思えます。従って、般若心経を深く理解しようと思うならば、真言を行じてみる、そしてそこで何を感じるのか、自分の苦はどうなるのかを観じてみる、というのが文意に即した素直な読み方ということになるのではないでしょうか。

元々説明のつきにくい事柄については、言葉を加えれば加えるほどその事柄の内実から離れて行ってしまう、ということが往々にしてあるものだと思っています。般若心経における真言についても同様な事が言えると思っているので、これ以上の言及は控えることと致します。

（コラム1）

般若心経におけるギャーテイ句は、いわば堂内に安置された本尊に相当するのではないか、と申し上げました。呪、真言、マントラ、陀羅尼と、呼び方は様々ですが、これについて書き加えておきたいことがあります。個人的な思い入れが入ってしまうところでもあるので、コラムとしてこれに触れてみたいと思います。

筆者は般若心経の真言について、それが二種類あるものとして接しています。ひとつ目は漢字で表現された真言。これまでに触れてきた（漢訳）般若心経の中の真言です。ギャーなどと、日本語としては少々耳障りな音が混じっているのですが、心経全文の中に納まってしまうと、不思議に心地の良い、印象的な音律として感じることができます。従って、すぐにも馴染むことができますし、また既に触れた通り、（漢訳）般若心経は、全体を真言と見做すこともできるくらいですから、真言の中にある真言として、当然に漢字表現の真言が最も相応しい真言ということになります。

ふたつ目はサンスクリット語の真言です。漢訳のもととなったので原文の真言という言い方もできます。サンスクリット語で表示すると、

gate gate pāragate pāra-saṃgate bodhi svāhā.

となり、発音はほぼローマ字式に行えばよいので

ガテー　ガテー　パラガテー　パラサムガテー　ボーディ　スヴァーハー

となります。

真言としてどちらが効き目（？・）があるのか？　気になるところかもしれませんが、もちろん筆者には判りません。（ただ筆者の場合には、そこはどちらも同じと思っていて、状況に応じてどちらかを選び、唱えています。）

さてサンスクリット語の真言を敢えて紹介するには理由（わけ）があって、そこにはうつ者にとっての看過のできない美点があると思っています。

まず、この真言を声に出して唱えてみてください。あまり何も考えずに自然に唱えてみるのが良いと思います。その時のあなたを、傍で見ている人がいるとしたら、その人はあなたが心もち顔を上げて素直に声を出しているのを見ることになるでしょう。そしてその声にリズム感があるのはもとより、最後のスヴァーハーのハーに、息を出し切る力強さみたいなものがこもっているのを感じ取るはずです。顔を上げることもリズム感も力強さも、すべてうつ者の生活に於いて欠けがちなものばかりです。わけても、普段は心の持ちようも身体の姿勢も、うつむき加減であったうつ者が、殆ど無意識に顔を上げることができるのです。それは〝治る〟に向けて、まずは必要なそして正しい姿勢と言えるのではないでしょうか。

第5章　うつ者と般若心経　―智慧編―

第一節　うつ者の課題　―抱えているのは「自分病」―

第3章で触れた通り、智慧編の内容は「自己」若しくは「私の世界」に関するものでした。一方うつ者がうつ病のいわば後遺症のような症状の残存に悩まされるについて、いろいろな理由と原因が考えられるのでしょうが、症状的にはっきりしていることの一つに、過度に「自分」を否定していて自分に確信が持てないということがありました。「自己」と「自分」、そこに着目するならば、般若心経智慧編とうつ者の課題とは内容的に密接な関連がありそうだ、と容易に推察することができます。

うつ病の渦中にあって患者は「今の、この状態の自分は本来の自分ではない」とか「かつての自分はいったい何処へ行ってしまったのか」などと痛切に思うものです。そして患者から何とかうつ者の段階に移行できて、少し落ち着いてからも「どうしたらかつての自分に戻れるのか」とか「自分のどこに問題が生じているのか」などと思い悩みます。うつ病は、少なくとも筆者の認識している限りでのうつ病は本質的に〝自分病〟とでも呼ぶことが相応しい、そんな病気ではないかと思っています。そして「この自分とはいったい何なのか？」の疑問に何らかの自分なりの回答、若しくは決着をつけない限り、次に進む、つまりは〝治る〟に向けて進むことの難しい、そんな病気ではないかとも思っています。

般若心経智慧編の内容には前章でも触れた通り、ひとがいつかは必ずぶつかる基本的な疑問、「自己とは何か？」に関するひとつの回答が示されています。自らの苦から脱却することが最終の目的としてあるのですが、そのためには、まずはその苦を抱えている自己の正体を明らかにしなければならない、ということがもともとの含意としてあり、さらにその正体を明らかにしようとするその過程で、「ひとの認識とはどのように成立しているのか？」とか「ひとが認識しているものごとはどのように存在しているのか？」等々、もともと哲学的とも言える問題が遡及的に取り上げられているのです。

文章表現の上では、これらの問題の問いかけ部分が省かれていて、いきなり回答だけが示されているようなところがあるので、普通に生活を送っている普通の人々にとって、いかにも馴染みにくいし理解もしにくい、と感じさせてしまうところがあるのはやむを得ません。このあたりは真言編の内容の判り易さ、馴染み易さとは極めて対照的です。しかしながら、たとえ理解のしにくい部分があったとしても、智慧編の基調は極めて明快です。「行深般若波羅蜜多時　照見五蘊皆空　度一切苦厄苦」とあるように、「智慧を深めることによって、一切の苦は克服できる」と、観察と論理によって理知的に苦を克服するアプローチが可能ですよと言っているのです。

第二節　自責の構造　―二人の自分―

(1) うつと自責

そこで、うつ病の多様な現れ方の中から、特に般若心経智慧編の内容と関わりの深そうな具体的な症状を取り上げてみます。

取り上げる具体的な症状とは、「自責の念」です。この症状は、その程度が過度であればうつ病を発症させたり継続させる温床になるでしょうし、（日常の生活を何とか送れるようになった）うつ者に於いては、それが残存する限りうつ者をうつ者に留め置く、そのような意味でうつ者に対する大きな影響力を持っていると考えられます。

（自責）

筆者の罹病体験からすると、この自責の念という症状は、うつ病に於いて本質的なもので、これを伴わないうつ病など、考えることが出来ません。自らを責める、そして自らを否定する、この感情はとても執拗なものであると共に、本来自然治癒力を持っているはずの人間にとって、とても矛盾に満ちたものです。心の中で何とか回復へ向けて悪戦苦闘しているさ中、つまり自分の中に肯定できる何かを少しでも見つけ出し、それをキッカケにして自分の元気（まさに元の気分と元の気力）を取り戻そうと努力をしているさ中、そのさ中にあって、まるで冷や水を浴びせるように、自分を否定する仮借のない思いがふつふつと湧いてくるのです。例えば「オマエはこんなことをしてしまったではないか。オマエは何をやってもダメなやつだ！」などと・・・。そして不可解なのは、浴びせかけるのは他でもない自分自身なのです。こんな矛盾に満ちたことがあるでしょうか。溺れかけている自分が何とか浮上しようと手足をバタバタさせているのに、その足をしつこく引っ張って水中に引きずり込もうとする者がいて、その者とは他でもない自分自身なのです。その正体が自分自身だということが判ったとしても、判らないのは自分が自分に対して何故そんなことをするのか、その理由やその意図・目的が何なのか、それがよく判りません。

ただここでハッキリ判ることとは、一人であるはずの自分の中に責める自分と責められる自分という二人の自分がいて、しかも鋭く対立している状況があるということです。

ここに至って、あの「自分とは、自己とは何か？」という疑問が必然的に湧いてくることになります。普通に生活している分にはあまり念頭に浮かぶことのないこの疑問が、普通の生活を送ることが出来づらくなってしまったうつ病患者、若しくはうつ者に於いて、解決を迫られる切実な問題として浮かび上がってくるのです。

（心経の回答とは）

般若心経の冒頭には、自己若しくは私の世界は五つの要素（五蘊）で構成されていて、その構成要素は空という在り方で在る、という表明がありました。要素が空なのですから、それによって構成される自己も当然に空ということになります。従って「自己とは何か？」の問題設定に対し、般若心経の回答は「自己とは空である。空という在り方で在るものである。」ということになります。しかしこの回答若しくは結論を以ってして、それであのうつ者の抱えた疑問、「この自分とはいったい何なのか？」に答えていることになるのでしょうか？

これについて、結局かつ最終的には「答えていることになる」というのが筆者の見解・立場です。しかしそのように言い切るには、いま少し説明を加える必要があります。

「自己とは空である」という答えが、何故うつ者にとって意味のある回答となり得るのでしょうか？　何故ならば、うつ者は自分自身について、「自分は空ではない」と思っているふしがあり、そのことがうつ病の発症と関係していると考えられるからです。思っているふし、という表現は正確ではないのかも知れません、思うも何も、それは当然のことであって、いまさら自分が空であるとかないとか、そんなことを問題にすること自体がナンセンス、と無意識のうちにそのように思い込んでいるのです。

これを、別の表現で言うならば、「無自覚的に『自分は、実体的である』と思い込んでいる」と言うことが出来るのかも知れません。ここにいう自分は実体的、の意味合いは、例えるならば、ＣＤ‐ＲＯＭのようなもの、と言えるのかも知れません。と言うのも体験した事柄は蓄積されていくばかり、一旦取り込まれたからには変わりようがない、というところが実体的と言えないこともありませんが、そのことよりもむしろＣＤ‐ＲＯＭのような記憶媒体が自己の中に実在していて、現実を忠実に写し取っている、それがこの自分であると思いこんでいる、そんなところを指して実体的と表現したわけです。

智慧編からすれば、それは明らかに間違った見解、謬見であり、般若心経の表現に即せば、顛倒夢想ということになります。そして、この顛倒夢想の生活を続けていると、巡り巡ってたどり着く、その行き着く先に「うつ病」がある、というのが〝うつ病体験者〟でありかつ〝うつ者の体験者〟でもあった筆者の見解です。

(2) 二人の自分

ところで、うつ病患者やうつ者とは異り、普通の生活が送れている普通の人にとっても、自分の中に二人(以上)の自分がいるのを感じることはよくあることです。ひとはいろいろな困ったことが起こった時にどのように対処したら良いのか、思いを巡らすわけですが、そんな場合によく自問自答したりします。これなども問う自分と答える自分がいるわけですから、二人いるといえば言える、ということになります。また別の例として、多数の聴衆を前にして、何かを発表している時なども二人の自分を感じることがあります。何とか準備してきたものが上手く聴衆に伝わるようにと努力している自分と、そんな自分と聴衆の反応を観察しながら、上手くいっているのかいないのかを評価しているもうひとりの自分がいる、などということがあります。

自分の中に自分を束ねる広義の自分がいる限り、このような狭義の自分が何人いようと、普通に生活している分にはこれで特に問題もありません。むしろそのような認識と自分のコントロールのできるひとこそ、社会からも必要とされるし、ひとの手本とされもする、と言って良いのでしょう。ここに言う広義の自分は、個人としてあたかも実体的であるかのように独立しているからこそ、役割や責任を引き受けることもできるし、社会生活を行う上で不可欠な行為、例えば契約行為などの主体とも成り得るのです。その意味では、処世としてまた方便として、自分が実体的であるかのように振る舞うことは決して不都合なことではない、と言うことが出来ます。

しかし、ひとたび、ひとがうつ病に罹患してしまって、ということは普通の生活ができない状態になってしまって、自責といううつ病特有の症状が現れた場合には、この広義の自分という構図が大きく崩れてしまいます。

(3) バランスとアンバランス

身体の病気も含めて病気一般について、病気とは正常に保たれていた諸機能がバランスを崩し、ある機能だけが突出して強くなったり若しくは極端に弱くなったりした為に起こる、ということがよく言われます。つまり病気を発症させる要因は患者に元々内在していて、内外の何らかのきっかけによって、その要因にアンバランスが生じた場合に、病気になってしまうというのです。

例えば自律神経について言われることに、交感神経と副交感神経から自律神経は成り立っていて、夫々がバランスよく機能している時には健常でいられるけれども、そのバランスが崩れた場合に不調となる、ということがあります。

激しく身体を動かしていると、そのうち疲れてきます。疲労が蓄積するに応じて身体も思うようには動かなくなり、そのうち気もそぞろとなるにつれ眠気も襲ってきたりして自然と眠りに入ってしまう。普通はこのようにして疲労の回復が図られることになります。頑張る神経とそれを抑えてリラックスさせる神経がバランスを取りながら役割を果たしている限り、ひとは健常でいられるということなのでしょう。しかしながら、何らかの理由によって、ひとが目いっぱい頑張って、その体力の限界に近いところで更に頑張りすぎた場合にはどのようなことが起こるのでしょうか。副交感神経の出る幕が無い、交感神経のみが働いてブレーキが効かないといった状況が継続することによって、自律神経の失調を引き起こすこととなるのでしょう。

この状況は、言わばバネがほぼ伸びきって、もはやバネとして伸びる余地がない状況に例えることが出来ます。そして、もしもさらに力が加わり、バネの許容範囲を超えるようなことになれば、塑性変形が起こることになります。その結果として、もはや元の弾力を回復することが出来ず、バネとしての用を足せなくなってしまうというわけです。バランスを崩す、とはそういうことであって、一般論としては何も難しいところはありません。

うつ病における責める自分と責められる自分の関係もこれと似たところがあります。責める自分が肥大化し、暴走を始めた結果、元に戻らなくなってしまうのです。一方の責められる自分はというと、自信を喪失していることもあってか、オロオロとただ責められるだけ、反撃に出てバランスを回復するということが全くできず、この状態が固定化されることになってしまいます。普通の人であったなら、何らかの不都合が発生した場合、後悔をしたり反省してみたり、それなりに内面の葛藤を経験することにはなるものの、それもしばらくの間だけ、時間の経過と共に元の状態を回復することが出来ます。

このうつ病患者若しくはうつ者の、いわば「自己の塑性変形」をどのように捉え、どのように対処すれば良いのでしょうか。

第三節　「法」と〝だるま〟―日本人におけるダルマ―

ひとの中には少なくとも二人の自分がいる。普通のひとの中における二人の自分はバランスが取れ、協調的な二人でしたが、これに対しうつ者におけるこの二人はアンバランスな、一方が他の一方を責め続けるという塑性変形的な関係にある二人でした。この二人の自分の究明をさらに進めたいところなのですが、その前に「自己とは何か」について、その輪郭を今少し明確にしておきたいと思います。般若心経智慧編の内容に即してそれを見て行くこととします。

ここでの議論のスタートは前掲の図－5（85頁）を改めて吟味することから始めてみましょう。

この図によれば、ひとがものごとを認識するにあたって、インド人の場合には自分の背後に、受・想・行・識という実在する法があり、その働きに支えられることによって、（色という法の具体的な現れである）ものごとを認識していることになります。つまり法に支えられ、法を通じてものごとが認識されるという構図になっています。一方、この図に於ける日本人の場合には、インド人の場合のように、背後に実在する法なるものは、認識する者の側においても、また認識されるものごとの側においても見当たりません。

この構図に示された相違は、それぞれが属

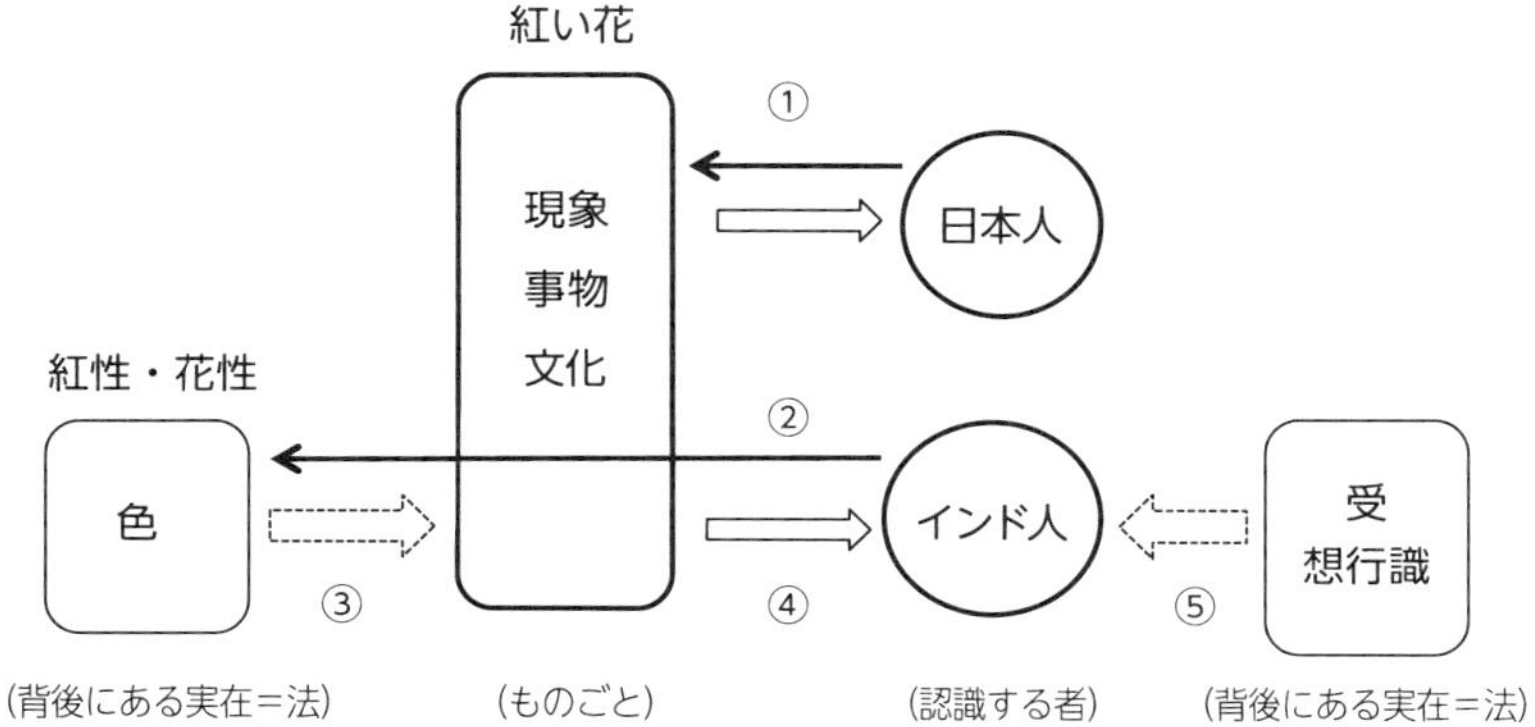

図－5（再掲）

する社会の伝統・慣習・文化などの違いに由来するものであって、そのこと自体の是非を云々すべきことではありません。しかしながら、般若心経智慧編の内容がこのインド特有の文化的な風土から生まれてきたことについてはしっかりと含んでおく必要があります。智慧編の中では、「法」が当然のことのように主要テーマとなっているのですが、そのような風土にない日本人にとって、この法をどのように受けとめ、それをどのように現実の生活に活かして行けばよいのでしょうか？　現実の生活に活かすとは、うつ者にとっては勿論〝治る〟に繋げる、ということを意味します。文化的な背景の異なる智慧編の法を、日本人である我々にそのまま適用をさせようとしても、どこかに不具合が生じてしまいそう、と考えるのが妥当かつ適切な考え方というものでしょう。どこかで、翻訳的な操作が必要となって来るのではないでしょうか。

そこで大胆にも、よく言えば換骨奪胎、よくない表現では牽強付会・我田引水的な加工ないしアレンジを敢えて試みてみたいと思います。

図－５によれば、日本人には背後にある実在としての法は無い、存在しないということになります。しかしながら、日本人もインド人も現実の生活者、生身の人間としての認識作用が備わっているのは、明らかなことです。それでは、インド人のように、ものごとを認識する自分を支え、認識内容をかたち作ってくれる基となる法を持つことのない日本人は一体、何に基づいてものごとを認識しているのでしょうか？　若しくは、日本人にとって、インド人の法に相当する、若しくは相当する働きをするものとはいったい何なのでしょうか？

(1)日本人の〝だるま〟

日本人が、自己もしくは私の世界について考える場合、ひとには、それぞれの個人の体験から紡ぎだされ醸成されるもの、親や教師からのしつけや教育、自然・慣習・伝統・文化・宗教・制度・法律等々森羅万象との出会いによって作り上げられ、積み上げられた「何か」があって、それが自己を形成する基（般若心経の表現に倣えば、「蘊」つまり構成要素に相当）になっている、と考える日本人は多いのではないでしょうか。

例えば、「あの人は経験の豊かな人だ」という言い方がされる場合があります。これは単に、あの人が様々な体験を量的にしてきている、そのことを言っているわけではなくて、その多様な体験を通じて本人が感じ・考え・会得した「何か」があの人には備わっていて、それが裏付けとなっていると思われる人格や言動を評価して言っているものと捉えるべきでしょう。このような経験の豊かさも含め、その人を支え保持して、その人をその人たらしめる「何か」

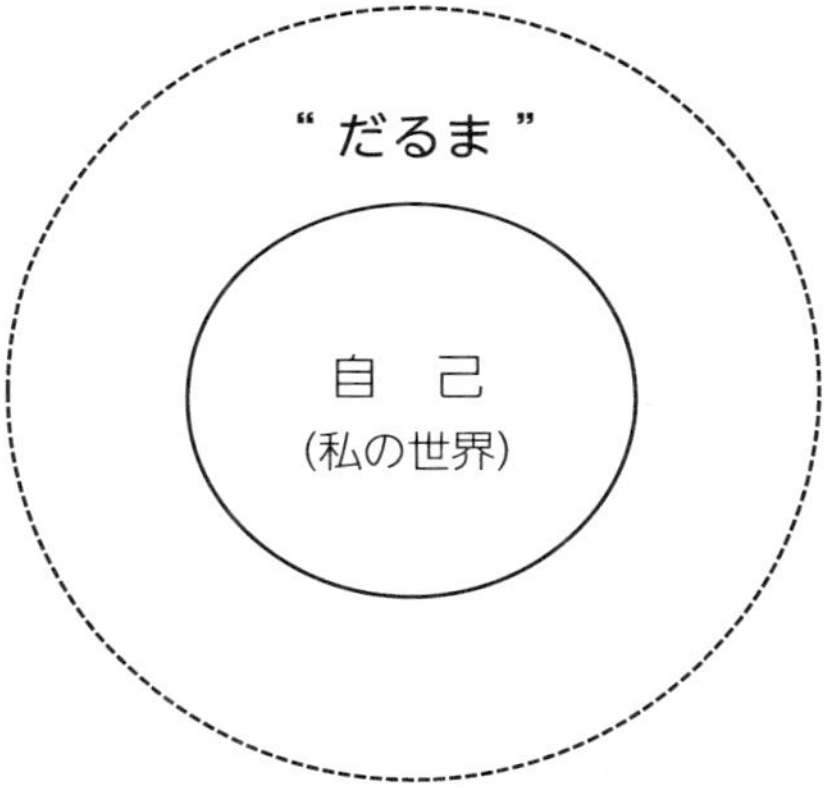

図 -7

を、インド人の〃法（ダルマ）〃に対応した言い方として日本人の〃だるま〃と呼ぶこととし、このことを図に示せば図－7のようなものが作成できるかと思います。

この図を図－2（68頁）と比較してみてください。

五蘊の場合ほど、構成要素としての区分が明確なダルマではないものの、〃だるま〃が自己を支えていることについては共通していることが示されています。

そしてこの図の意味するポイントを補足すれば、自己とは顕在化した、若しくは自覚され得る「私の世界」である、と言えるのに対して、〃だるま〃は潜在している私の世界として暗示されていることです。また〃だるま〃は潜在しているが故に、その境界（点線で示されている）はそれほど確定的なものではありません。そしてこれに加え大切なポイントとして、自己の境界（実線で示されている）もまた実際にはそれ程明確なものではなくて、この〃だるま〃のなかにあって、常時大きくなったり小さくなったり、そんな動きをしているということを挙げなければなりません。何故ならば、自己の輪郭と言うものは時々刻々変わり得る、つまり実体的ではないと考えられるからです。

更に付言するならば、「自己とは何か？」へのいまひとつの答え方として、これまで自覚されている自己に加え、それを包含する〝だるま〟が実在していて、より広い観点からすれば、この〝だるま〟を含めたものが「（広義の）自己」と言えるのではないかということになります。そしてこの〝だるま〟は主に経験してきたものに由来する、と説明しましたが、実は経験してきたものだけではなく、未経験のものに由来するところもありそうなのです。しかし、そこに触れだすと別の議論が必要になって来ます。ここではそれを指摘するだけに留めておくことにします。

⑵自己と自分

さて〝だるま〟に含まれて保持されている「自己」ですが、日常的には本人にあまり意識されることが少ないのが常態ではないでしょうか。例えばひとが仕事を行っている際などでも、その業務に集中している限り、それを遂行している「自己」について本人の念頭にのぼることはあまりありません。またテニスなどのスポーツをしていて、ボールをいかに上手く打ち抜くかに集中している場合でも、そこに自己があるはずなのですが、これも意識されることは稀でしょう。私は今ボールを打とうとしているのだ、などとその都度意識していたら、スムースなプレイなど出来るはずもありません。

しかし、そんな中でひとが一たびあるテーマに関わる「自分」について思いを巡らせた場合、そこに「自己」が瞬時に立ち現れて来ることになります。仕事に関わっている自己は、仕事をしている自己ということになるのですが、なぜそれが自覚できるかといえば、例えば仕事の結果が思わしくて、それは「自分」のやり方に何か原因があったからの結果ではないだろうか等と考え込むことによって、意識上に「自己」が立ち現れて来たりするからです。テニスのプレイ中にミスショットをしてしまった場合なども同様です。「何故、自分はあんなところでミスを犯したのか」などと思ったりするから「自己」が現れるわけです。このことからすれば、「自己」は「自分」があるテーマと関わらない限り、「自己」単独で現れることはなさそうだ、ということが言えるのかも知れません。このことからも、「自己」は本来極めて空的な存在であるという言い方が出来ますし、また「自己」の内部で生じる様々なテーマに応じた様々な「自分」によって、その都度「自己」の内容が肉付けされ得る、そんな構図を考えることが出来ます。

第四節　自責の構図　―「生身の自分」と「〝だるま〟の自分」―

自責はうつ病において本質的な症状であると述べましたが、前節の「自己」と「自分」についての説明を踏まえ、この自責について内容の図式化を図りつつ議論を進めてまいります。

(1) 二人の自分

まずはひとが反省をする場合について、図示してみます。外側の枠線で囲んだ楕円部分は「自己」を示し、(その外側には当然〝だるま〟の領域があるのですがここでは省略をしています)そこに二人の自分が立ち現れています。ひとりは反省せざるを得ない自分です。例えば二日酔で会社を休んでしまった自分がいます。気分も悪いし、ばつの悪さを

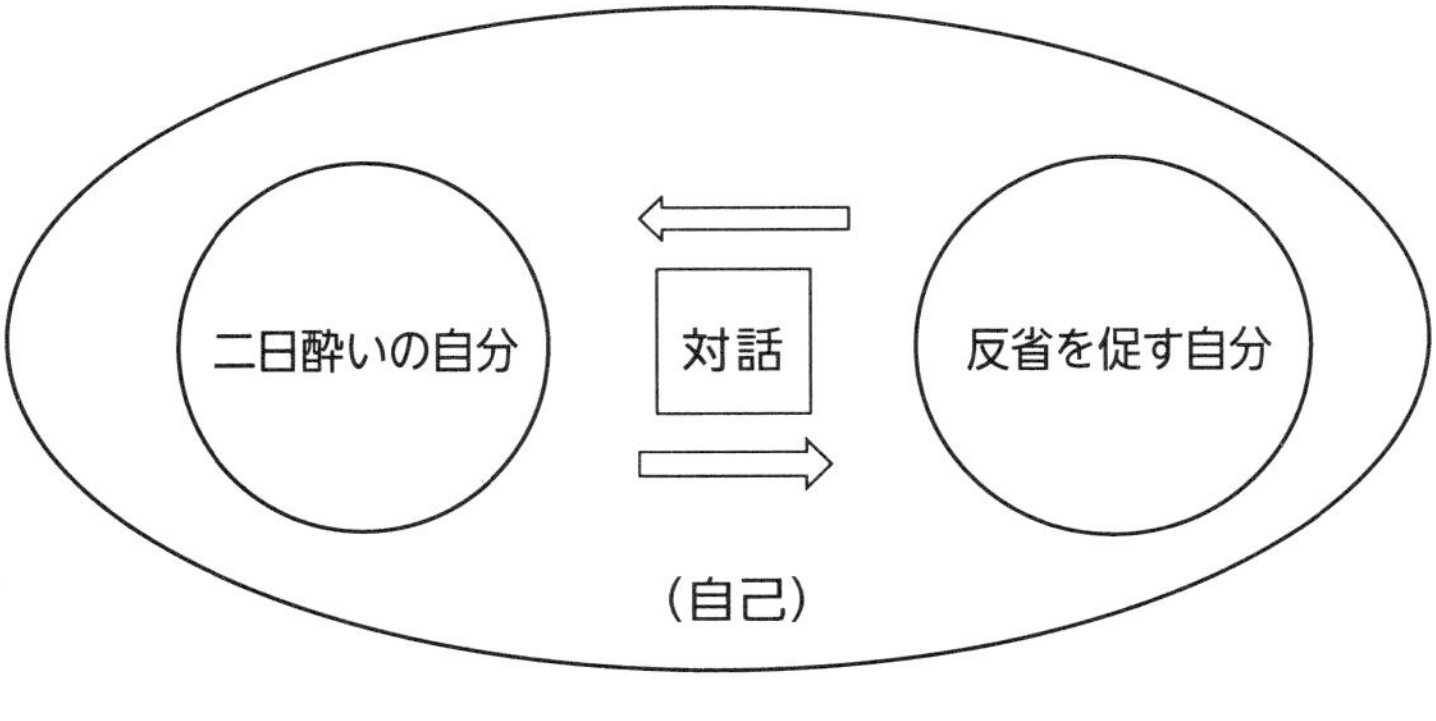

図-8

感じている自分です。

いまひとりはそんな二日酔の自分をきっかけ若しくはテーマにして立ち現れた自分です。見つめる自分と呼ぶことも出来ます。二日酔の自分に対し、社会人としてそんな生活態度で良いのか、などと反省を促します。二日酔の自分はこれに対し、取引先の接待でどうしても深酒せざるを得ない事情があったのだから、などと弁解しながら反論をしたりします。その弁明を聞いてその内容に納得するところを認めれば、反省を促す自分も促し方を少し変えてみたりします。ふたりの自分の間には対話があって、適度にバランスの取れた間柄にあると言えます。ここでの二人の自分は、自己の中にあって、自己の内容を個別に具体的に肉付けしている二人ということが出来ます。

⑵ うつ者の自責

それではうつ者における二人の自分の関係はどのようになっているのでしょうか。それを図－９に示してみます。前掲図に比較すると同じようなところもありますが、随分と異なるところもあります。

・うつ者の自分はうつ者であることもあって、自分が気分・気力・知力においてパワーダウンしていることを自覚している自分です。

・責める自分はそんなうつ者の自分に対し、その不甲斐なさに腹を立てています。怒りが根底にあることもあってか、責め方も更に加速して行きそうな感じが窺がえます。

・二人の自分には対話というより一方が責めたてたり追及をし、他方が弱々しく反論する、何かしら尋問に似たやりとりが出来上がっています。

前掲図の二日酔の自分の例にあったように、バランスの取れた対話の中で相互が少しづつ好ましい方向に変容して行くというような動きは失われていて、自己のなかで責める自分が固着してしまいそうな気配も感じられます。この構図が継続する限り、うつ者がうつ者でなくなる、つまり治るに繋がることが難しそうだということは容易に予想がつきます。

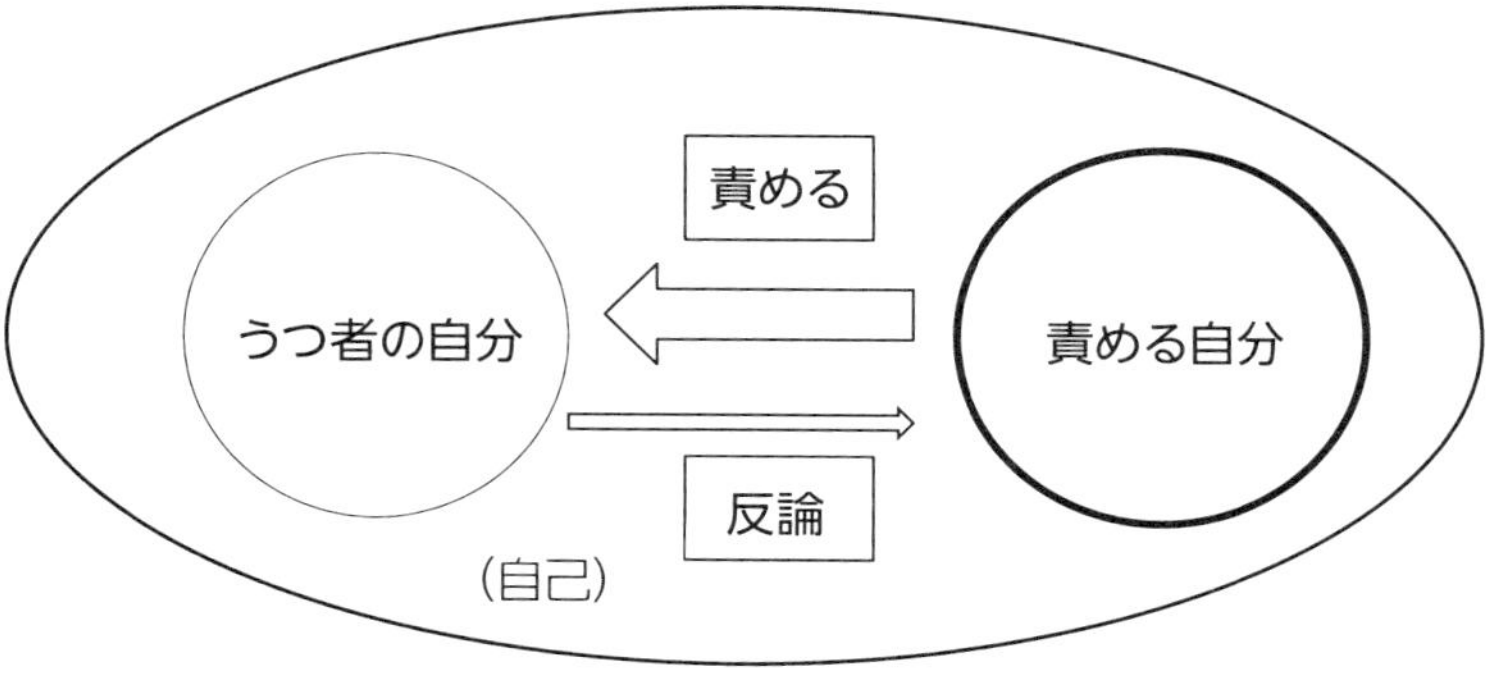

図 -9

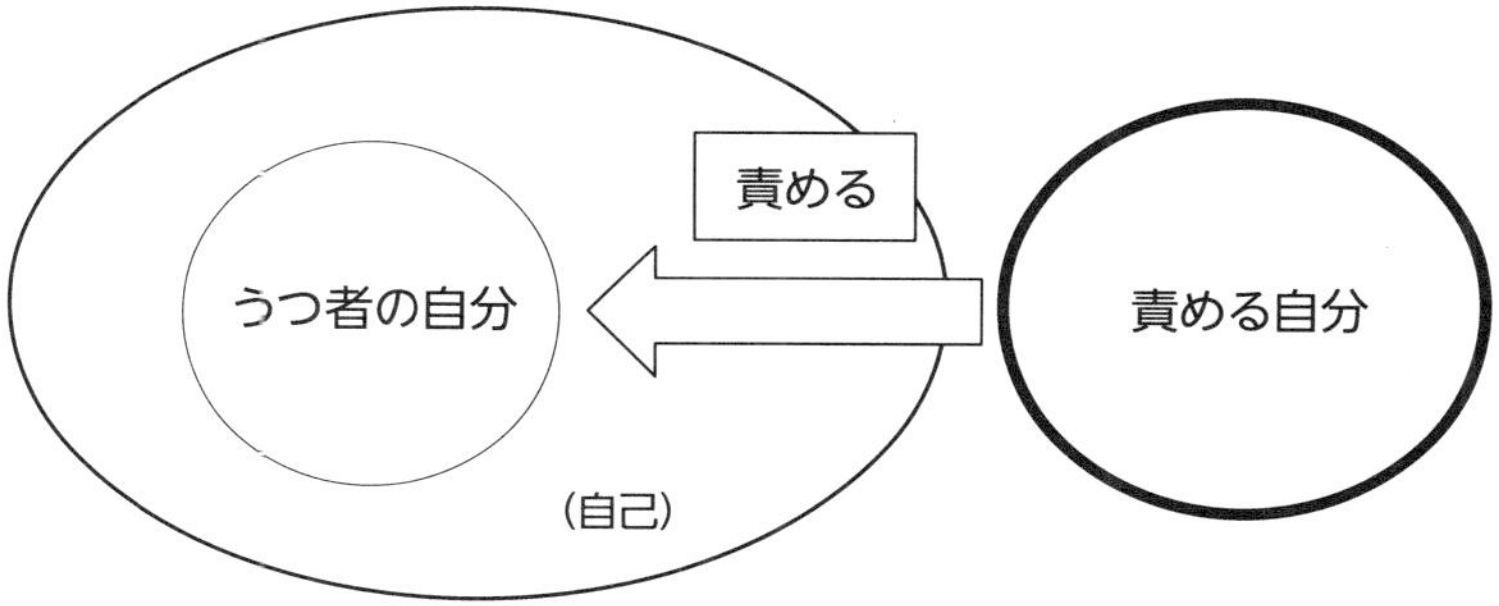

図 -10

次に、うつ者の症状が悪化して、うつ病が再発するような展開となった場合、この図はどのように変貌するのか、それを図 - 10に示してみましょう。

ここでは

・責める自分が益々パワーアップして、ついには自己から飛び出して実体化し、殆ど自己と同格であるかのような様相を呈しています。自己はもはや、実体化した責める自分をコントロールすることが出来ません。

・自己は相対的にその領域を狭め、その結果として、まるでうつ者の自分が自己の領域の大部分を占める、そんな状況になっています。

うつ者である自分と、自己から離脱した責める自分が厳しく対立することによって、例えば花鳥風月などの自然や社会の動きなどへの関心によっても成立をし得たはずの自分などが入り込む余地のない、そんな自己が出現することになっていま

す。また

・両者の間にあったはずの対話は失われていて、

うつ者の自分に対する責める行為のみが一方的に行われるようになっています。こんな状況になってしまって、これからどんなことが起こるのでしょうか？　まるで責める自分がうつ者の自分だけではなく、本来は自身を支える揺籃でもあった自己も含めて否定しに掛かっているようにさえ見えてしまいます。自殺がいつ行われても不思議ではない、と思えるほどの状況になっていると言わざるを得ません。ここで疑問が生じます。この責める自分とは一体何者なのでしょうか？

(3) 責める自分と〝だるま〟

ひとが人を責める場合、その前提として、正邪・善悪・好悪・美醜に関わる本人ならではの価値判断の基準があるはずです。その基準に照らし合わせてみて、人の言動がこれに適っていない、と判断したからこそ、人を責めたいという思いが湧いてくることになるのでしょう。うつ者を責める自分についてもこの事情は同様で、その責め方の厳しさと執拗さからして、この価値判断の基準が責める自分に確固として備わっていることは明らかであると考えて良いでしょう。

それは一般的には倫理・道徳・嗜好などと呼ばれていて、元々は責める自分にのみ内在するわけでもなくて、その内容が「自己」に包含されて本人の人格や人間性などを基礎づけていると考えられます。ここではそれらの倫理・道徳などをひとまとめにして〝だるま〟と呼ぶことに致します。

前節において、その人を支え保持してその人をその人たらしめる潜在的な「何か」についても〝だるま〟と名付けていました。敢えて同じ〝だるま〟という言葉を再び採り上げ、顕在的な価値判断の基準である倫理・道徳などの総称とするについては理由があります。第３章第三節において「法」（ダルマ）には色々な意味があって、ものごとを裏付ける構成要素を意味する場合もあれば、仏陀の教法とか正義とか規範の意味合いがある場合もある、と記しましたが、これに倣ってみたからです。

(4)　〝だるま〟の自分と生身の自分

さて責める自分とは〝だるま〟の備わった自分であることが明らかになりました。そこでそのような責める自分を特に「〝だるま〟の自分」と呼ぶことにします。そして、この〝だるま〟の自分に対し、責められているうつ者の自分とは、いま少し一般的な広い呼称に置き換えて「生身の自分」と呼ぶことに致します。

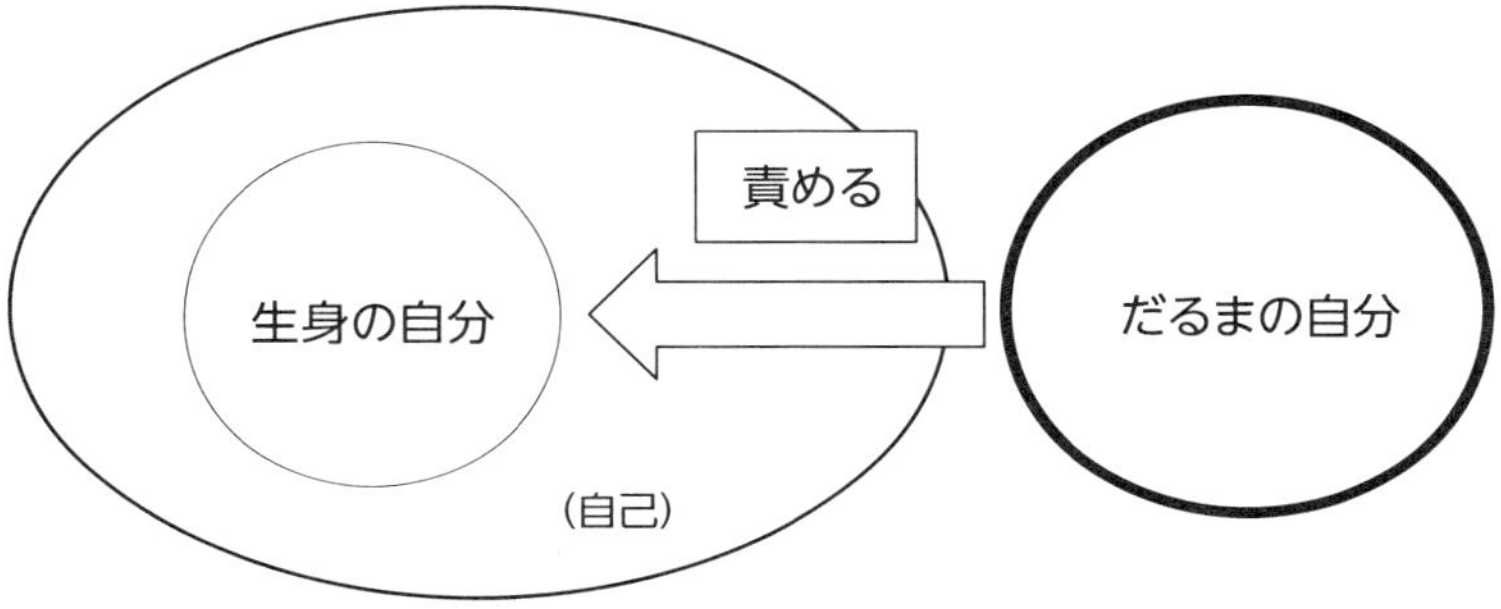

図 -11

「〝だるま〟の自分」とは
〝だるま〟の内容と秩序を体現しようとしている自分。またそのスポークスマンとも言い得るような自分。〝だるま〟を根拠にしているので抽象的であると共に、一貫していて整合が取れていると思われる自分。一度確立されると自己をしっかりと支えてくれる一方で、場合によっては独り歩きをしてしまいがちな自分。
「生身の自分」とは
現実の中にあって、外界から様々な刺激や働きかけを受け、限られた情報と時間的な制約の中で観察・判断・行動する生活者としての自分。〝だるま〟が形成される過程で、その材料となるものの提供者でもある自分。
この二人の自分を先程の図－10に代入すると、図－11が出来上がります。

規範・倫理・道徳としての〝だるま〟は元々抽象的なものですから、言葉で成り立っています。この図に示された〝だるま〟の自分は、本来は例えば「ひとはしっかりしているべきだ」という言葉を護持している自分であるとは言い得ても、当人自身がその言葉通りにしっかりしているとは限りません。それにも拘わらず、当人はまるで言葉そのものを体現した完璧な自分であるかのような顔をして生身の自分を責めたてる構図ができ上がっています。

誤りをそれなりに犯しながら、何とか現実の中でやり繰りしている生身の自分に於いて、まるで無謬であるかのような顔をした〝だるま〟の自分は、現実に根ざしていない自分であると見做して無視するなり適当にあしらうこともできるはずです。しかし、健常である生身の自分ならそんなことも容易にできることなのに、すっかりパワーダウンした生身の自分であるうつ者にとって、それは容易なことではないのです。

(5) うつ者の苦しみとジレンマ

生身の自分は、現実に生活している自分を反映した自分です。現実の生活者というものには諸々の理由により間違いを犯すものです。ましてやひとがうつ者である時には、普段なら犯すはずの無いようなことまで犯してしまいます。

例えばここに子供好きの優しいお母さんがいて、幼い愛児への慈しみは誰でもが認めるところだったとします。このお母さんがうつ病に罹患して今は回復途上、うつ者の状態にあったとします。うつ者ですから時としてうつ病の症状がぶり返すことがあって、無気力・無関心・無感動な心理に襲われる時があります。お母さんにかまって欲しいと愛児が寄り添ってきても邪険に振り払ってしまったり、苛立ちから理由もなくつい叩いてしまったりします。お母さんの予想もしない振る舞いに幼児は只々オロオロするばかりで、ついには泣き出してしまう、などといったことも起こったりします。その場はそれで済んだとしても、そのあと我に返ったうつ者であるお母さんにはとてもつらい時間がやってきます。「ああ、私はなんてことを可愛い〇〇ちゃんにしてしまったのでしょう」と自分を責めるのです。お母さんは（うつ病患者ではなくて）うつ者ですから、意外に意識はしっかりしていて、やってしまった不当な振る舞いは鮮明に憶えていたりします。そして、このすっかり滅入っている生身の自分を責めたてるのは普段の〝だるま〟の自分ではありません。肥大し実体化した情け容赦のない〝だるま〟の自分です。この状況の違いが辛さを倍加させます。そして倍加された辛さが昂じれば、当然うつ病の再発さえ引き起こしかねないということにもなって行きます。

うつ者にあっては常時このようなことが起こり得ます。うつ者がうつ者であるが故に、その回復途上でつい犯してしまう生身の自分としての過ち。普段の〝だるま〟の自分であれば目をつぶって見過ごすこともできる程度の過ちなのに、実体化した〝だるま〟の自分がいる限り、それが出来ずに辛さの渦中に陥ってしまう、うつ者であることがうつ者を再生産してしまう悪循環とジレンマ、出口の見えない状況が続いてしまうのです。

⑹うつ者に出来ること

このように実体化し、肥大化し、猛威を振るう〝だるま〟の自分に対し、意気消沈もしていてパワーダウンもしている、うつ者である生身の自分に一体何が出来るというのでしょうか？

般若心経智慧編に依拠して打開を図るのであれば、為すべきことは簡単にして明瞭です。〝だるま〟の自分に向かって、「お前は空だ」と、只それだけ言えば良いのです。これを、般若心経智慧編の表現に即して言うならば「色即是空」ということになります。智慧編の理解が進んでいれば確信を以ってそれが言えましょうし、確信が持てていなくても只それだけ言えばよいのです。真言編のスタンスに通じるものがありますが、大切なことはそれを言い続けることです。

そして、それを続けるにあたっては、イメージを伴っておいた方がより良いと思われますので、それを示すものとして図-3（78頁）のA・B図を再掲してみましょう。
〝だるま〟の自分は本来A図の在り方であるはずなのに、まるでB図の在り方であるかのような顔をしています。まるで実体であるかのように、自分は変わることの無い独立していて固定的な存在として、うつ者状態にある生身の自分を執拗に責め続けるのです。そして、具合の悪いことに、生身の自分は〝だるま〟の自分の言い分をなんとなく受け入れているところもあって（なにしろ、まるで〝だるま〟の全てを代弁しているかのような言い方をしてくるのですから）、このような関係が出来上がってしまうと、それは固着してしまい、打開の道を見付けることが非常に難しい、ということになってしまいます。あの伸びきったバネ同様の塑性変形が起こっていて、元に戻すことはもはやとても難しい、という状況になっていると言えるでしょう。元に戻すことができないものを、何とか元に戻そう戻そうと悪戦苦闘しているのが、うつ者のあり姿と言って良いのかも知れません。ここは、どうしても助っ人（?）が必要な場面なのです。そしてその助っ人が言い切ってくれる一言、そ

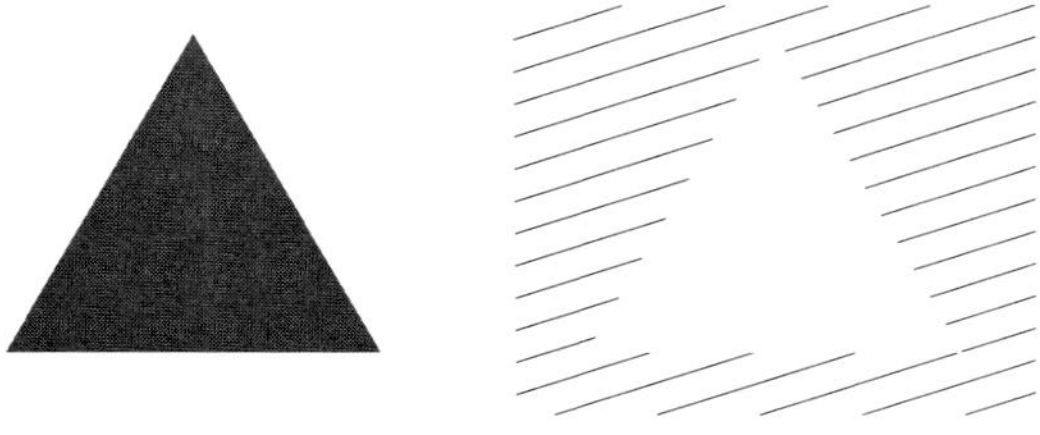

（A 図）　（B 図）

図 -3（再掲）

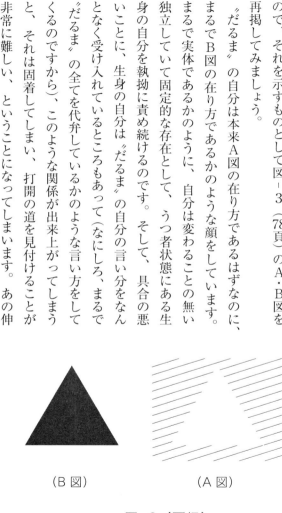

れが「色即是空」なのです。

まるで際限もなく責め続ける〝だるま〟の自分には（コワイ言い方になりますが）消えて貰わなければなりません。しかし、その一方で別の懸念も生じてきます。もしことが上手く進んで、責め続ける〝だるま〟の自分が消えてくれたとして、消えてしまった後は一体どんなことになるのでしょうか？　本来的には設計図の役割りを果たすべき〝だるま〟の自分がいなくなってしまったまま、自己だけが残ることとなってしまうのでしょうか？　あの長年連れ添ってきて、時にはしっかりと自己を支えてくれることもあった、あの〝だるま〟の自分無しに、これからやって行けるのでしょうか？

これについて、般若心経智慧編は明快な答えを用意しています。

「No Problem！　心配は要らないよ！　何故なら『空即是色』だから」と。

（コラム2）

漱石の数ある著作の中に「こころ」という小説があります。名作とされていて、学校教師が選ぶ中高生への推薦書籍の中で、いまでも上位に挙げられているとのことです。

信頼をしていた親族から相続財産の管理をめぐっての裏切りを受け、これを契機にすっかり人間不信に陥っていた主人公（作品の中では〝先生〟と呼ばれています）が、今度は自分自身が一人の女性をめぐって、親友Ｋと競い合うような展開の中で、裏切り的な行為を働いてしまう。それがひとつのきっかけとなったのか、Ｋは自殺を図って果ててしまう。その後、その女性を妻に迎え一見平穏な生活を送っていた主人公だったが〝こころ〟の中では常にこの事件への拘りが残り、絶えず強い自己不信の念が湧いてきて、どうしても前向きに生きることが出来ない。苦しい内面的な葛藤を抱えながらなんとか凌いで来たものの、ある時、元将軍の殉死と思われる事件に触発されるかのように、ついには自殺をしてしまう、そんな主人公が描かれています。本来は暗い話なのですがそれを超えて、主人公の〝こころ〟の気高さ、潔さみたいなものの印象が残り、読後に爽やかな感じすら抱かせてしまいます。名作とされる所以なのでしょう。

さてこの作品を本書の視点から観てみると、「典型的な〝うつ者〟の物語」として捉えることが出来ます。それまで先生の日常を支えてきた〝だるまの自分〟がＫの自殺を契機として肥大化・強化・暴走をし始め、図－11にもあるように、自分の枠外に飛び出して実体化してしまったが故の悲劇、と捉えることが出来るのです。そこでは、生身の自分との交流を通じて形成される、本来空的な存在であったはずの〝だるまの自分〟が、実体的な存在として、まるで正義を司る審判者のような顔をして〝生身の自分〟を責めたてる、そのような構図が出来上がっている様が見てとれます。

こころの健常とこころの病気（やまい）の混在、それが〝うつ者〟でした。自殺を図った際の先生に於いては、こころの常態における煩悶の段階は既に通り越しており、まさに〝うつ者〟レベルの煩悶に転化していたと捉えることが出来ます。語り手である私宛の手紙は整然としていて、これを記した先生の〝あたま〟は冷静で理性的であったのかも知れませんが、その実、〝こころ〟の中では病気（やまい）が本人も気付くことなく進行していて、それがこの悲劇的な所業を引き起こした、と考えることが出来るのではないでしょうか。

第6章　〝治る〟について

第一節　〝治る〟ことの意味

ひと頃「うつ病は　薬で必ず治ります」という事がよく言われていたことについては、既に触れました。さすがに近頃はこの定説？は影をひそめるようになったようですが・・・。そこで言われていた〝治る〟とは一体どのような状態を指して言われていたのでしょうか？

臨床医の著した書籍などを何冊か読んでいた時に、少し首をかしげてしまうようなケースがありました。どうもその著者は、それまで通院して来ていた患者がある時期から来院しなくなったことを捉えて、治ったと判定しているようなのです。これはかなり粗雑なはなしです。主治医に見切りをつけて来院しなくなった、ということもあり得ると思うのですが・・・。うつ病診療の際に、回復過程の診断で寛解という一般には馴染みの少ない用語を使わざるを得ないのは、〝治る〟の判定が微妙で難しいということにあるからなのでしょう。それだからこそ、この治るという言葉を発するからには、その意味合いを充分吟味し、その上でこの表現を使って欲しいものだと思ってしまいます。

しかし粗雑でない方のケースもあるわけで、この〝治る〟について真摯に考えを深め、その著書に於いて次のように語る臨床医の先生がおられます。少し長くなりますが、引用をさせて頂きます。

「治る」とは?

身体疾患においては「治る」とは「元に戻る」ことだと考えて、おおむね間違いないと思います。では、精神疾患が治るとはどういうことでしょうか。たとえば、神経性無食欲症の少女がいたとします。治療によって徐々に食事が食べられるようになり、体重も元に戻ったとします。病気になる前の状態にすっかり戻ったとします。まるでタイムスリップしたみたいに、元の本人に戻ったとします。さあ、その後どうなるでしょうか?そうです。まったく元通りに戻ってしまったら、再び病気になる、と考えてよいと思います。精神疾患が治るとは、単に元通りになることとは違うのです。「うちの子がこんな精神的な病気になってしまった原因は何なのですか?」と親御さんに尋ねられるとき、私はよく次のように答えます。「いまはまだはっきりとはわかりません。ですが一言でいうなら『いままでの生き方に何らかの無理があったから』なのだと思います。その無理が何だったのかは、いまの時期には私にもわからないし、原因を追及する姿勢は犯人探しのようになって、いまは治療上むしろ有害です。ですが、いずれ退院のころとか、もっとあとの時期に徐々にわかってくると思います」。精神疾患が治ることとは、「何かが少し変わり、以前よりも無理が少ない人生を歩みはじめること」なのだろうと思います。

『実戦心理療法』―― 村上伸治 著（日本評論社）

うつ病体験者として、「治る」についてのこれほど納得のできる見解に出会ったことはありません。「治ることとは元に戻ることではない。何かが少し変わること」という表現に、この先生の深い洞察を感じてしまいます。この見解を踏まえて我が身を振り返り、〝治る〟についての思いを述べてみます。

かなりひどいうつ病を体験した。最悪期には生死を彷徨うようなこともあり、心配した家族によって閉鎖病棟に一月半も入院させられる羽目にもなった。退院後も短くない期間、〝うつ者〟として、うつ病の最悪期と同類なのだろうけれども、少し内容の異なる苦しみに大いに悩まされた。縁あって般若心経に出会い、これに依拠する生活を続けているうちに、何とか普通の社会生活が送れるようになった。いま、その「自分」の現状を自省してみるに、自分の何かが変わった（酷い体験を経たわりにはほんの少し、ほんのチョッピリだが）と思えるくらいにはなっているようだ。少なくとも、どうも元に戻ったわけでは無さそうだ、ということについての何らかの確信めいたものはある。

しかし、一方では先程の先生の見解に感銘をうけつつも、(臨床医の立場にはない)当事者である自分自身が「治っているのか、いないのか」について、あまりこだわり過ぎてしまうのも無用なことのようにも思えてくる。何故なら、当事者にとって現に活き活きと生きていることが大切なのであって、治っているのかいないのか、それは実生活のなかで、結果として自ずから現れるものと思えるから・・・。

第二節 改めて うつ者の般若心経

般若心経が扱っているテーマは「自己とは何か?」ということにあって、本来、全ての人に及ぶテーマと考えられるのですが、それを特にうつ者との関わりに焦点を合わせて述べてまいりました。

うつ病を経てうつ者の段階に至った時には別の危機が待ち構えている、そのことを改めて強調しておきたいと思います。そして、このうつ者のまま不用意に時間が経過してしまうと、その状態が固着してしまうのではないかと懸念しています。また、老婆心ながらこんなことも懸念しています。例えば余程恵まれた環境、優れた主治医・理解のある家族・会社の配慮などがあって、それらが本人のうつ者からの脱却に大きく寄与するという事はありうることでしょう。しかしこの場合、一見治ったように思えても、実は再発のリスクを抱えながらの治ったに過ぎない、という場合もそれなりにあるのではないかと思っています。うつの慢性化と再発リスク、これを回避する手立てについて、筆者の体験を踏まえつつ、ひとつの提案をしてみるというのが本書のねらいでした。

うつ者状態になっている時というのは、

・うつ病の渦中にあった時とは異なり、考える力は戻ってきている。
しかし生活をしていて

・自分を否定しようとする自分が常に傍らにいるようで、前へ進むことが出来にくい。

・こころの不安定さは相変わらず、ちょっとした不都合にもうつ気分への落ち込み方が激しい。

・生活能力的にも心理的にも不全感が常に付きまとい「あの自分は何処へ行ってしまったのか」との思いにとらわれてしまう。

そんな状態が続く時でした。

辛い時期ですが、観点を少し替えてみると、これは本人の人生にとって危機ではなくて好機と捉えることが出来るのかも知れません。何故ならその時期を、「自己とは何か？」というひとにとっての根本的な疑問が突き付けられ、〝治る〟為に否応無しにその解答を見つける努力を強いられる、そんな期間として捉えることも出来るからです。

根本的な疑問などと言ってしまうと、そんな難しそうで煩わしい問題にかかわること等できれば避けたい、と思うのが人の常なのかも知れません。健常者として避けて通ったり、若しくはそんな問題の所在すら自覚することなく人生を全うするひともいることでしょう。その避けるか避けないかの是非については人それぞれで、なにも、他人がとやかく言うべきことではないのかも知れません。

しかし、一たび人がうつ者となってしまったら、そしてその状態が半年一年と続くようであれば、この「自己とは何か？」という設問が自分に課せられているのだ、避けては通れないのだと思い定めてこれに対峙をしてみる、それも選択肢のひとつではないか、というのが筆者の提案です。

とは言ってもこの設問に対し、はじめから真正面、例えば哲学的に思考を巡らせて対峙するなど、ということをお勧めしているわけではありません。うつ者の身には重過ぎる課題でしょうし、うつ者から脱却するという目的からすると反って逆効果となってしまいかねません。ではどうすれば良いのでしょうか？

筆者の個人的な体験でしかないので、この課題に対する〝唯一の〟とまで言い切る積りは無論無いものの、般若心経が有力な回答を提示している、と言い切ることは出来ると思っています。

般若心経にはとても多様で豊かな内容が盛られていると思っています。それ故、読み方・接し方を少し変えてみるだけで、意味合いや印象が大きく変わる、そんなところがあるように思います。しかしその多様さに幻惑されてしまうと難しさばかりが感じられ、困惑だけが残ってしまうことにもなりかねません。元々はシンプルなものから始まっているのだから、と思い為して接してみるのも一つのあり方だと思っています。

筆者の試みた、接し方の一例を、改めて記してみます。

・般若心経全文を（ダウンロードするイメージで）記憶する。
・（毎日少なくとも一回は）般若心経全文を読誦若しくは念誦し、これを習慣化し継続する。
・真言に限っては　自分が必要と感じたら随時念誦する。

当初はこれだけを行う。経文の意味内容がどうとかは一切考えないし、また利益（りやく）が必ずあるのだ等と思い込む必要も無い。（半信半疑の気持ちで臨む位が、素直でちょうど良いと思っています。）

これをしばらく続けていると自分に小さな変化が生じていることに気付くことになります。そしてエネルギーが少しずつ戻ってきて、自分が何か前向きで明るい方向に向かいつつあるのを感じるようにもなります。

そして、気分が安定し少し落ち着けるようになった段階で、そこから先は二つの接し方が考えられます。

一つ目の接し方は、良い結果が出てきているのだからこれを続けるという接し方。つまりこの変化を素直に受け入れ、これに（読誦・念誦）徹するとする接し方です。

二つ目の接し方は、好ましい結果が出てきていることに素直な満足を感じつつも、「何故？何故こんな変化が起こり得るのだろうか？」という疑問がどうしてもふつふつと湧いてきた場合の接し方です。この疑問を解明しないと何か落ち着かない。また解明しない限りこの好ましい変化は定着しないのではないか、などと思ったりした場合の接し方です。

二つ目の接し方になると、経文の内容には一体どのようなことが盛られているのか、とどうしてもそちらに意識が向かうようになります。念誦の習慣は当然のこととして継続してはいますが、この意味内容の探求を始めてしまうと、これはもう長い旅に出かけるようなものです。どうもすぐに目的地に到着できるような旅ではなさそうだし、到着を期待することと自体が覚束ないのではないか等と、そんな気持ちを抱きつつ途上で様々なことを感じ、考える、そんな展開が待っていることになります。

どちらの接し方を選ぶにしろ、般若心経と真摯に接し続けているうちに、うつ者がうつ者でなくなっていく、そのようなことが起こり得ると思っています。これは、巷間よく言われるように、良い友達と付き合っていると自然に自分が良くなっていく、そんな感じに譬えることができるのかも知れません。

エピローグ

筆者は今、阪神間のある町に居住しています。近くには甲子園球場があるので、たまに出かけて行って、そのライトスタンドに座ってプロ野球観戦などを楽しむことがあります。観戦中には応援の声が常に耳に入り、また運が良ければ試合後応援歌の合唱なども始まったりして、いつの間にか、自分が某電鉄系チームのファンになってしまっていることに気付きます。

これと似たようなことが般若心経についてもあって、その内容を究明したいとゴソゴソしている内に、筆者はすっかり仏教のファンになってしまいました。より正確に申せば、スターイ選手である「お釈迦さん」の大ファンになってしまったのです。（なお呼称については色々あって、その中ではやはり「お釈迦さま」が最もよろしいと思っているのですが、なにか少しよそよそしい感じがしないでもありません。仏陀、釈迦牟尼、ゴータマ、釈尊などという呼びかたはファンとして、とても許せる（?）ものではありません。そんなこともあって「お釈迦さん」と「お釈迦さま」、を併用し、これを文脈によって使い分けるのがベストだと思っています。）

ファンというのはとても都合の良い立場だと思っています。自分がファンである、と思い立ったら即その立場に立つことが出来ます。資格審査がどうのとか、手続きがどうのとかは一切関係なし。また相手さんの都合も概ね関係なしで、一方的に宣言さえすれば良いのです。基本にあるのは共感と好意の気持ちですから、それを心の中に留めている限り、他人からとやかく言われる筋合いもありません。

さて、筆者にとってのお釈迦さんは、最初期の経典に登場するお釈迦さんです。最初期であるが故に、お釈迦さんの実像が相当に含まれている、と思っています。特に感銘深い経典のひとつに大般涅槃経（パーリ語で〝マハーパリニッバーナ〟 スッタンタ 和訳で〝ブッダ最後の旅〟中村 元 訳 岩波文庫）があります。高齢となり死の訪れもそう遠くはない、と悟ったお釈迦さんが故郷に向けて旅立ち、そしてその途上で死を迎えるまでの言動と顛末を著した経典です。お釈迦さんの言動と、それを余分な潤色を交えずに記録した著者の基調には（それは仏教の基調でもあると思えるのですが）徹底したリアリズムのあることがよく判る経典です。最初にこの経典にふれた際には、そこに描かれる、齢を重ねボロボロになってしまったお釈迦さんの姿に、戸惑いと意外な感じを受けたものでした。しかし何回も読み直しているうちに、お釈迦さんの尊さというものがしみじみと伝わってくる、そのような経典です。筆者が大ファンとなるキッカケを作ってくれた経典です。

いまひとつ、筆者が惹きつけられてしまったお釈迦さま、そんなお釈迦さまの登場する経典に〝スッタニパータ〟(漢訳されることがなかったようで、経典名がパーリ語で伝わってきています。和訳で〝ブッダのことば〟中村 元 訳　岩波文庫)があります。その第4・5章などは、膨大とされている仏典の中でも特に最古層に属する経典とされているのですが、わけても注目すべきはその〝第5　彼岸に至る道の 章〟にあります。

その中では、お釈迦さまと16人の修行僧との問答が順次繰り広げられていて、修行僧たちの提示する疑問・質問に対し、(ボロボロではない)バリバリのお釈迦さまが活き活きと、かつ明快に答えるあり様が描かれています。ひとつひとつの問答はごく短いものですが、なにしろ16回にも及ぶ問答です。こちらも皆バリバリと思われる修行僧たちの繰り出す数々の真摯な質問の内容と、これに対するお釈迦さまの簡潔・明解な答え、説明、教示を読み合わせてみると、お釈迦さまの当時説いておられたことの全貌がほぼ掴めるのではないか、と思わせるようなところがあります。「仏教のオリジンはここにある」と、筆者などは単純に思ってしまいます。

さてそこで「空」ですが、お釈迦さまが亡くなられてから約3百年後、大乗仏教徒のなかで盛んに論じられた空は、スッタニパータの中ではどのような扱いが為されていたのでしょうか？　そもそも、取り上げられること自体があったのでしょうか？

そこが少々気になった筆者は、恐る恐る、改めてそこに注目しながら読み直してしてみました・・・。するとありました。「あったー」という感じでありました。それは全ての問答が間もなく尽きそうな、最後から二番目に登場するモーガラージャという修行僧が発した質問に対する答えの中にありました。その問答とは、

「どのように世間を観察する人を、死王は見ることがないのですか？」

（ブッダが答えた）、

「つねによく気をつけ、自我に固執する見解をうち破って、世界を空（くう）なりと観ぜよ。

そうすれば死を乗り越えることができるであろう。このように世界を観ずる人を、死の王は

見ることがない。」

―ブッダのことば―スッタニパーター　中村元訳　岩波文庫より―

（死王が見る、と言う表現は少しわかりにくいところですが、死ぬことへの恐れや不安によって悩み苦しんでしまうこと、と捉えて大きな間違いはないでしょう。）

筆者としては、これを見つけて何かホッとしました。〝空〟の教説が、お釈迦さまの口から直接語られている、その意味では由緒正しいものであることが分かったからです。

そしてその後、このお釈迦さまの答えを何度か読み返しているうちに気が付きました。

「何のことはない。〝空〟に表現が及んでいるだけには留まらない。読みようによっては、こ

の答えの内容すべてが般若心経の前文（第一段落）の内容となんら異なるところがない。それも、よほど平易な表現で同じ趣旨が説かれているではないか！」と。

般若心経が、お釈迦さま直伝の内容を含む、仏教の流れの中での「正嫡」であることを、筆者なりに確信できた瞬間ではありました。

著者略歴：　神酒岡 かた夫（みきおか かたお）
昭和 22 年生れ　早稲田大学政治経済学部卒
重電機メーカー・航空会社勤務を経て 50 歳時に独立。
リフォーム会社経営・社労士事務所開設など、その後の経歴は多岐にわたる。
現在は農地中間管理機構に在職し、農政改革事業の職務に携わっている。
社労士就業時には、自身の体験も踏まえ、企業内のメンタルヘルス問題に注力をしていた。

うつ者《しゃ》の般若心経
―自分で治る〝うつ〟―

2016 年 6 月 23 日　初版第 1 刷発行

著　者　神酒岡 かた夫
発行者　金井一弘
発行所　株式会社　星湖舎
〒 543-0002
大阪市天王寺区上汐 3-6-14-303
電話　06-6777-3410　FAX 06-6772-2392
装丁･DTP　河村俊彦
印刷･製本　株式会社 国際印刷出版研究所

printed in japan　ISBN978-4-86372-077-0